Therapie von Schilddrüsenerkrankungen
3. Auflage

Peter Pfannenstiel

Therapie von Schilddrüsenerkrankungen

3. neu bearbeitete und erweiterte Auflage
31 Abbildungen, 10 Tabellen

Henning Berlin
Grosse Verlag Berlin

Prof. Dr. med. Peter Pfannenstiel
Arzt für Innere Krankheiten
Arzt für Nuklearmedizin
Fachbereich Nuklearmedizin
Stiftung Deutsche Klinik für Diagnostik
Aukammallee 33, D-6200 Wiesbaden

CIP-Kurztitelaufnahme der Deutschen Bibliothek

Pfannenstiel, Peter
Therapie von Schilddrüsenerkrankungen/Peter Pfannenstiel.
– 3., völlig neu bearb. u. erw. Aufl.
– Berlin: Henning; Berlin: Grosse, 1982.
ISBN 3-88040-036-9

© Grosse Verlag Berlin, 1982. Alle Rechte einschließlich der Übersetzung vorbehalten. Nachdruck, auch auszugsweise, sowie fotomechanische Wiedergabe nur mit Genehmigung des Verlages. Satz und Druck: Gedatdruck, Berlin 30. Printed in Germany. ISBN 3-88040-036-9

Vorwort zur 3. Auflage

Aufgrund der Tatsache, daß die Bundesrepublik Deutschland leider immer noch eine Kropfendemie aufweist, besteht offenbar ein erheblicher Bedarf an aktuellen Informationen über die Therapie von Schilddrüsenerkrankungen. Früher als erwartet war diesmal innerhalb von nur 3 Jahren parallel zur 3. Auflage der „Diagnostik von Schilddrüsenerkrankungen"* eine dritte, erweiterte Neufassung der „Therapie von Schilddrüsenerkrankungen" erforderlich. Denn zahlreiche diagnostische Verfahren wurden verfeinert, wodurch einerseits oft „übersehene" latente Krankheitsbilder früher erkannt und behandelt, andererseits die Auswahl von in den meisten Fällen aussichtsreichen Therapieprinzipien erleichtert und die Therapiekontrolle verbessert werden können. Darüber hinaus haben sich Schwerpunktverlagerungen und geänderte Dosierungen bei der Therapie sowie neue Kriterien für die Prognose einerseits, die Prophylaxe andererseits ergeben.

Die positive und große Resonanz, die dieser für die Praxis geschriebene Leitfaden gefunden hat, sind ein Ansporn gewesen, die Ergebnisse intensiver Forschung auf dem Gebiet der Schilddrüsenerkrankungen erneut zusammenfassend darzustellen. Denn auch für den Allgemeinmediziner sind die Kenntnisse um eine wissenschaftlich-wirtschaftliche Diagnostik und Therapie von Schilddrüsenerkrankungen von großer Bedeutung, weil er in der Kette der ärztlichen Versorgung in der überwiegenden Zahl der Fälle der erste Arzt ist, der von einem Schilddrüsenkranken konsultiert wird. Zu hoffen ist, daß durch die jetzt verbesserten Möglichkeiten einer Jodprophylaxe auch in der Bundesrepublik die Jodmangelstruma und damit die vielfältigen Folgekrankheiten langfristig wie in unseren Nachbarländern weitgehend eliminiert werden können.

Das Buch hätte wieder nicht geschrieben werden können ohne die kritischen Anmerkungen mancher Leser, vor allem nicht ohne die Unterstützung meiner Kollegen im Fachbereich Nuklearmedizin der Deutschen Klinik für Diagnostik, die Hilfe meiner Sekretärin Ruth Hieronimi und die Planung und Ausstattung des Buches durch das bewährte Mitarbeiterteam der Wissenschaftlichen Abteilung der Firma Henning, Berlin, unter der engagierten Leitung von Herrn Dr. E. Scheiffele. Ihnen allen gilt wiederum mein Dank.

Wiesbaden, Juli 1982   Peter Pfannenstiel

---

* P. Pfannenstiel: „Diagnostik von Schilddrüsenerkrankungen", 3. Auflage, erschienen 1979 bei BYK-MALLINCKRODT; Radiopharmazeutika-Diagnostika, von-Hevesy-Str. 1–3, D-6057 Dietzenbach-Steinberg (Schnetztor-Verlag, Konstanz), 4. Auflage in Vorbereitung (Anfang 1983).

Aus dem Vorwort zur 1. Auflage

Dem Wunsch, in Ergänzung zu meinem kürzlich erschienenen Büchlein „Diagnostik von Schilddrüsenerkrankungen" auch die „Therapie von Schilddrüsenerkrankungen" in einer praxisnahen Übersicht abzuhandeln, bin ich gerne nachgekommen.

Schilddrüsenerkrankungen können grundsätzlich medikamentös, operativ und/oder strahlentherapeutisch behandelt werden. Verständlicherweise besteht bei Internisten, Chirurgen und Strahlentherapeuten eine unterschiedliche Auffassung über die jeweils optimale Therapie. Jede der drei Therapieformen hat ihre Vor- und auch ihre Nachteile. Erfolgsaussichten, Dauer, Risikobelastung und nicht zuletzt individuelle Faktoren (wie Mitarbeit der Patienten) bestimmen die Wahl der zum Teil konkurrierenden therapeutischen Verfahren.

Wiesbaden, Oktober 1975   Peter Pfannenstiel

Aus dem Vorwort zur 2. Auflage

Die neueren Erkenntnisse auf dem Gebiet der Diagnostik, aber auch neuere Erfahrungen auf dem Gebiet der Therapie von Schilddrüsenerkrankungen sowie zahlreiche Anregungen aus dem Leserkreis haben es sinnvoll erscheinen lassen, die „Therapie von Schilddrüsenerkrankungen" gründlich zu überarbeiten. Text und Abbildungen wurden neu gestaltet, so daß ein völlig neues Buch entstanden ist. Eine Auswahl der wichtigsten neueren deutschsprachigen Publikationen wurde als Anhang dem Text beigefügt.

Wiesbaden, Juli 1979   Peter Pfannenstiel

Inhaltsverzeichnis

Vorwort zur 3. Auflage	V
Aus dem Vorwort zur 1. Auflage	VI
Aus dem Vorwort zur 2. Auflage	VI
Verwendete Abkürzungen	X

1	Einleitung	1
2	Pathophysiologische Vorbemerkungen	3
2.1	Anatomie der Schilddrüse	3
2.2	Jod als Hormonbaustein	3
2.3	Biosynthese der Schilddrüsenhormone	5
2.4	Sekretion der Schilddrüsenhormone	6
2.5	Schilddrüsenhormone im Blut	8
2.6	Steuerung der Schilddrüsenhormonsynthese	9
2.7	Wirkung der Schilddrüsenhormone	10
2.8	Übersicht über die wichtigsten Schilddrüsenerkrankungen	13
3	Diagnostik von Schilddrüsenerkrankungen	16
3.1	Vorgeschichte und körperlicher Befund	16
3.2	In vitro-Schilddrüsenfunktionsteste	17
3.2.1	T_4-Bestimmung im Serum	18
3.2.2	Parameter für das freie Thyroxin	19
3.2.3	Radioimmunoassay für Trijodthyronin (T_3-RIA)	20
3.2.4	TSH-RIA und TRH-Test	21
3.2.5	Schilddrüsenantikörper	23
3.2.6	Thyreoglobulin- und Calcitonin-RIA	24
3.2.7	Stufenprogramm für die Schilddrüsen-in-vitro-Diagnostik	24
3.3	In vivo-Schilddrüsendiagnostik	26
3.3.1	Ultraschalluntersuchung der Schilddrüse	26
3.3.2	Schilddrüsenszintigraphie	29
3.3.3	Schilddrüsenzytologie	32
3.3.4	Stufenprogramm für die morphologische Schilddrüsendiagnostik	33
4	Blande Struma	36
4.1	Ursachen der blanden Struma	36
4.2	Einteilung der blanden Struma	38
4.3	Symptome der blanden Struma	39
4.4	Klinische Befunde bei blander Struma	39
4.5	In vitro-Diagnostik	40
4.6	In vivo-Diagnostik	41
4.7	Therapie der blanden Struma	42

4.7.1	Jodprophylaxe und -behandlung der blanden Struma	42
4.7.2	Therapie mit Schilddrüsenhormonen	44
4.7.2.1	Allgemeine Hinweise für die Therapie mit Schilddrüsenhormonen	45
4.7.2.2	Erfolge der Behandlung mit Schilddrüsenhormon	49
4.7.2.3	Therapie mit Schilddrüsenhormon in der Schwangerschaft	50
4.7.2.4	Nebenwirkungen der Schilddrüsenhormonbehandlung	50
4.7.2.5	Therapiekontrolle	51
4.7.3	Subtotale Strumektomie	53
4.7.4	Radiojodverkleinerungstherapie	63
4.8	Zusammenfassung	65
5	**Schilddrüsenautonomie**	68
5.1	Ursachen der Schilddrüsenautonomie	68
5.2	Einteilung der Schilddrüsenautonomie	70
5.3	Klinik der Schilddrüsenautonomie	70
5.4	Diagnose der Schilddrüsenautonomie	70
5.5	Therapie der Schilddrüsenautonomie	72
5.5.1	Operation des autonomen Adenoms	72
5.5.2	Radiojodresektion des autonomen Adenoms	73
5.5.3	Verlaufsuntersuchungen	74
5.5.4	Prophylaxe der Schilddrüsenautonomie	74
5.6	Zusammenfassung	75
6	**Basedow-Hyperthyreose**	76
6.1	Ursachen der Basedow-Hyperthyreose	76
6.2	Einteilung der Hyperthyreosen	77
6.3	Klinik der Basedow-Hyperthyreose	77
6.4	Diagnose der Basedow-Hyperthyreose	78
6.5	Medikamentöse Therapie der Basedow-Hyperthyreose	79
6.5.1	Therapie mit Thyreostatika	80
6.5.1.1	Nebenwirkungen der Thyreostatikatherapie	83
6.5.1.2	Therapiekontrolle	84
6.5.2	Schwangerschaft und Hyperthyreose	86
6.5.3	Operative Behandlung der Basedow-Hyperthyreose	87
6.5.4	Radiojodtherapie der Basedow-Hyperthyreose	88
6.5.5	Notfalltherapie der thyreotoxischen Krise	90
6.6	Zusammenfassung	92
7	**Endokrine Orbitopathie und prätibiales Myxödem**	94
7.1	Ursachen der endokrinen Orbitopathie	94
7.2	Einteilung der endokrinen Orbitopathie	95
7.3	Klinik der endokrinen Orbitopathie	96
7.4	Diagnose der endokrinen Orbitopathie	96
7.5	Therapie der endokrinen Orbitopathie	98

7.5.1	Therapie der Hyperthyreose	98
7.5.2	Lokale Maßnahmen im Bereich der Augen	98
7.5.3	Antiproliferative Therapie mit Glucocorticoiden	98
7.5.4	Orbitaspitzenbestrahlung	99
7.5.5	Plasmapherese	100
7.5.6	Immunsuppressiva	100
7.5.7	Thyreoidektomie	100
7.5.8	Prismenbehandlung	100
7.5.9	Operative Therapie	101
7.6	Therapie des prätibialen Myxödems	101
7.7	Zusammenfassung	101
8	**Thyreoiditiden**	**103**
8.1	Ursachen der Thyreoiditiden	103
8.2	Einteilung der Thyreoiditiden	103
8.3	Akute Thyreoiditis	104
8.4	Subakute Thyreoiditis	104
8.5	Chronische Thyreoiditis	105
8.6	Zusammenfassung	107
9	**Hypothyreose**	**108**
9.1	Ursachen der Hypothyreose	108
9.2	Einteilung der Hypothyreosen	110
9.3	Klinik der Hypothyreose	110
9.4	Diagnose der Hypothyreose	111
9.5	Therapie der Hypothyreose	111
9.5.1	Therapie der Hypothyreose bei Kindern	112
9.5.2	Therapie der Hypothyreose bei Erwachsenen	113
9.5.3	Notfalltherapie des hypothyreoten Komas	115
9.6	Zusammenfassung	117
10	**Karzinome der Schilddrüse**	**118**
10.1	Ursachen der Schilddrüsenkarzinome	118
10.2	Einteilung der Schilddrüsenkarzinome	118
10.3	Klinik der Schilddrüsenkarzinome	119
10.4	Diagnose der Schilddrüsenkarzinome	120
10.5	Therapie der Schilddrüsenkarzinome	121
10.6	Zusammenfassung	123
11	**Schlußbemerkungen**	**124**
12	**Anhang**	
	Tabelle mit den wichtigsten jodhaltigen Medikamenten	127
Literaturverzeichnis		**129**

Verwendete Abkürzungen

DJT	= Dijodtyrosin
dl	= Deziliter
EPF	= Exophthalmus produzierender Faktor
ETR	= Effective thyroxine ratio
FT_3	= Freies Trijodthyronin
FT_4	= Freies Thyroxin
FT_4-Index	= Parameter für das freie Thyroxin
HVL	= Hypophysenvorderlappen
HWZ	= Halbwertszeit
I.E.	= Internationale Einheiten
^{123}J	
^{125}J	= Radioaktive Jodisotope
^{131}J	
$L-T_3$	= Linksdrehendes Trijodthyronin
$L-T_4$	= Linksdrehendes Thyroxin
LATS	= Long acting thyroid stimulator
MJT	= Monojodtyrosin
mCi	= Milli-Curie
µCi	= Mikro-Curie
µg	= Mikrogramm
mg	= Milligramm
ml	= Milliliter
µU	= Mikrounit
ng	= Nanogramm
nmol	= Nanomol
NTR	= Normalized thyroxine ratio
RIA	= Radioimmunoassay
RJT	= Radiojodzweiphasentest
rT_3	= reverse-T_3
SAK	= Schilddrüsenantikörper
SD	= Schilddrüse
TBA	= Thyroxinbindendes Albumin
TBG	= Thyroxinbindendes Globulin
TBPA	= Thyroxinbindendes Präalbumin
TDA	= Thyroid displacing antibodies
TGI	= Thyroid growing immunoglobulins
T_3	= Trijodthyronin
T_4	= Tetrajodthyronin (Kurzform: Thyroxin)
^{99m}Tc	= ^{99m}Tc-Pertechnetat
TRH	= Thyreotropin Releasing Hormon
TSH	= Thyreoidea stimulierendes Hormon
TSAb	= Thyroid stimulating antibodies
TSI	= Thyroid stimulating immuno-globulins

1 Einleitung

Die besondere Lage der Schilddrüse, das unmittelbare Erkennen einer Schilddrüsenvergrößerung auch durch den Laien und vor allem die Häufigkeit von Schilddrüsenerkrankungen sind die Hauptgründe dafür, daß Diagnostik und Therapie von Schilddrüsenerkrankungen in der praktischen Medizin ein breites Interesse finden.

Die *Bundesrepublik Deutschland* ist ein *endemisches Strumagebiet*. Nach neueren Untersuchungen schätzt man, daß etwa 10 Millionen Bundesbürger den „Körperfehler" Kropf haben. Bei einer mittleren Kropfhäufigkeit von 15 % (Abb. 1) ist jeder Arzt oft mit der Frage konfrontiert, ob es sich bei einer Schilddrüsenvergrößerung lediglich um eine blande Struma oder eine der heute bekannten 25 weiteren Schilddrüsenerkrankungen (mit 51 Unterformen) handelt. Eine Struma kann mit jeder Funktionsstörung und jeder morphologischen Veränderung verbunden sein.

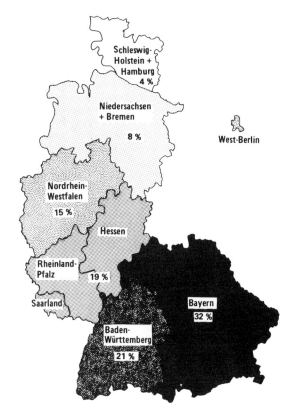

Abb. 1 Kropfhäufigkeit in der Bundesrepublik Deutschland (nach Horster, H. A. et al., Dtsch. med. Wschr. 100, 8 [1975]). Durchschnittlich jeder sechste Bundesbürger hat den Körperfehler „Kropf" (mit freundlicher Genehmigung des Verlages aus P. Pfannenstiel „Ärztlicher Rat für Schilddrüsenkranke", Thieme Verlag, Stuttgart, 2. Auflage, 1981)

Die Hyperthyreose kommt bei etwa 2%, die Hypothyreose bei etwa 1,8% der Bevölkerung vor. Die chronische Thyreoiditis kommt etwa gleich häufig wie die Hyperthyreose vor. Maligne Entartungen der Schilddrüse sind mit weniger als 0,05% selten.

Diese prozentuale Verteilung der Schilddrüsenerkrankungen ist bei diagnostischen und therapeutischen Maßnahmen zu berücksichtigen.

Ziel dieser für die Praxis geschriebenen Übersicht ist es, die modernen Erkenntnisse der Diagnostik und Therapie von Schilddrüsenerkrankungen darzustellen und damit dem Arzt in der Praxis bei der Betreuung von Schilddrüsenkranken zu helfen.

2 Pathophysiologische Vorbemerkungen

Um die vielfältigen Erkrankungen der Schilddrüse und ihre Behandlungsmöglichkeiten zu verstehen, werden zunächst kurz pathophysiologische Grundlagen besprochen.

2.1 Anatomie der Schilddrüse

Die *Schilddrüse* liegt als *schmetterlingsförmiges Gebilde* vor und beiderseits neben der Trachea dicht unter dem Kehlkopf. Sie besteht aus zwei taubeneigroßen Lappen, die durch einen kleinen Mittellappen (Isthmus) miteinander verbunden sind. Das weiche, schwammartige Organ wiegt bei der Geburt etwa 2 g, bis zur Pubertät ca. 10 bis 15 g, beim Erwachsenen 20 bis 40 g.

Mikroskopisch ist die Schilddrüse aus Läppchen aufgebaut, die *aus Follikeln zusammengesetzt* sind. Form und Größe der Follikel, Gestalt des Follikelepithels und der Gehalt an Thyreoglobulin-haltigem Kolloid sind nicht konstant, sondern ändern sich je nach dem Funktionszustand der Schilddrüse.

2.2 Jod als Hormonbaustein

Der überwiegende Anteil des Jods, das in den Körper gelangt, wird von der Schilddrüse aufgenommen. Denn die Schilddrüse benötigt Jod als Rohstoff *für die Synthese der jodhaltigen Schilddrüsenhormone* Thyroxin und Trijodthyronin: *Pro Tag 100 bis 150 µg, im ganzen Leben nur etwa 4 g Jod.*

Da während der Eiszeit vor allem in Süddeutschland das Jod zu einem Teil aus dem Boden ausgewaschen wurde – die Wiederanreicherung mit Jod aus der Luft erfolgt nur sehr langsam – nehmen wir *mit dem Trinkwasser und den Nahrungsmitteln täglich zu wenig Jod* auf. Im Zusammenhang mit der in Abbildung 1 dargestellten, von Norden nach Süden zunehmenden Kropfhäufigkeit in der Bundesrepublik Deutschland hat die Sektion Schilddrüse der Deutschen Gesellschaft für Endokrinologie Untersuchungen veranlaßt und koordiniert, die einen ausgeprägten alimentären Jodmangel nachwiesen, der gut mit der Kropfhäufigkeit korrelierte. Eine Berechnung der täglichen Jodaufnahme durch die Schilddrüse bei Erwachsenen ergab Werte von nur 30 bis 70 µg. Die Messung der Jodausscheidung im Urin, die ein indirektes Maß für die Jodaufnahme mit der Nahrung ist, ergab bei 10- bis 15jährigen Schulkindern Werte zwischen 15 und 42 µg Jod.

Auch aus der DDR wurde kürzlich berichtet, daß zwischen der von Norden nach Süden zunehmenden Strumahäufigkeit und der Jodausscheidung im Urin ein umgekehrtes Verhalten besteht. Das von der Weltgesundheitsorganisation (WHO) empfohlene Minimum der täglichen Jodaufnahme von 150 µg wird nirgendwo in Deutschland erreicht. *Das mittlere Joddefizit kann für die Bundesrepublik mit ungefähr 100 µg Jod pro Tag angenommen werden.*

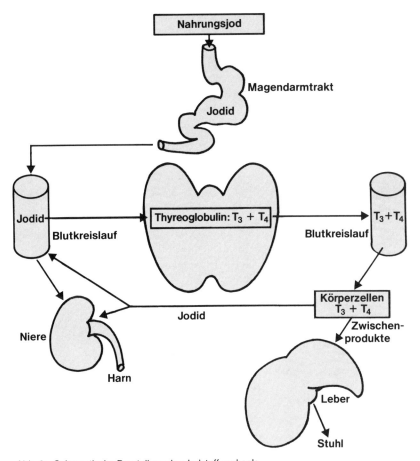

Abb. 2 Schematische Darstellung des Jodstoffwechsels

Der in Abb. 2 dargestellte Stoffwechsel des Jods konnte in den letzten 40 Jahren durch radioaktive Jodisotope weitgehend aufgeklärt werden. Das mit der Nahrung bzw. mit dem Wasser aufgenommene Jod wird als Jodid sehr rasch über den Magen-Darm-Kanal in das Blut aufgenommen, mit dem es in die Zellen der Schilddrüse gelangt. In der Schilddrüse werden die beiden jodhaltigen Schilddrüsenhormone L-Thyroxin und L-Trijodthyronin gebildet und je nach Bedarf aus dem Thyreoglobulin, der Speicherform der Schilddrüsenhormone im Kolloid der Schilddrüsenfollikel, an die Blutbahn abgegeben. Das beim Hormonabbau in den Körperzellen freiwerdende Jodid geht zum Teil wieder in den Jodkreislauf ein. Der größere Teil des Jods wird über die Nieren ebenso wie das mit der Nahrung aufgenommene Jod ausgeschieden. Ein geringer Teil des Jodids und der Hormonmetaboliten wird über den Stuhl ausgeschieden.

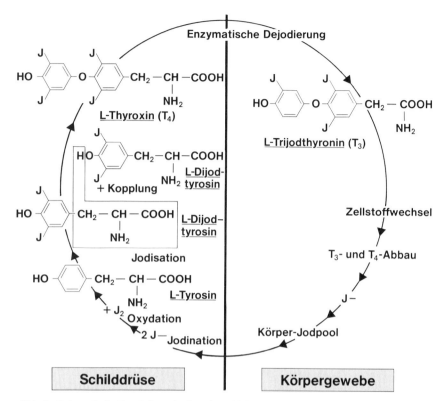

Abb. 3 Schematische Darstellung des intrathyreoidalen und extrathyreoidalen Jodstoffwechsels

2.3 Biosynthese der Schilddrüsenhormone

In Abb. 3 ist die intrathyreoidale Hormonjodsynthese schematisch dargestellt. Das im Blut zirkulierende *Jodid* wird aktiv *durch* die Basalmembran der Follikelepithelien der *Schilddrüse* (Thyreozyten) *extrahiert* und sofort zu elementarem Jod (J_2) *oxidiert*. Dieser Vorgang wird als *Jodination* bezeichnet.

In der Jodisationsphase wird das elementare Jod in die 3- und 5-Stellung der im Thyreoglobulin der Schilddrüse vorhandenen Aminosäure L-Tyrosin eingebaut. Auf diese Weise *entsteht der Hormonvorläufer L-Dijodtyrosin.*

Durch Kopplung von 2 Dijodtyrosin-Molekülen entsteht das *Schilddrüsenhormon 3, 5, 3′, 5′-Tetrajodthyronin mit der Kurzbezeichnung L-Thyroxin (T_4).* Das zweite Schilddrüsenhormon, das *3, 5, 3′-Trijodthyronin (T_3) entsteht* wahrscheinlich *durch* intrathyreoidale enzymatische *Monodejodierung von T_4,* möglicherweise aber auch durch Kondensation von einem Monojodtyrosin- und einem Dijodtyrosin-Molekül (Abb. 4).

5

3,5,3',5'-Tetrajodthyronin (T_4)

HO—⟨J,J⟩—O—⟨J,J⟩—CH_2—CH(—NH_2)—COOH

3,5,3'-Trijodthyronin (T_3)

HO—⟨J,J⟩—O—⟨J⟩—CH_2—CH(—NH_2)—COOH

3,3'5'-Trijodthyronin (reverse-T_3)

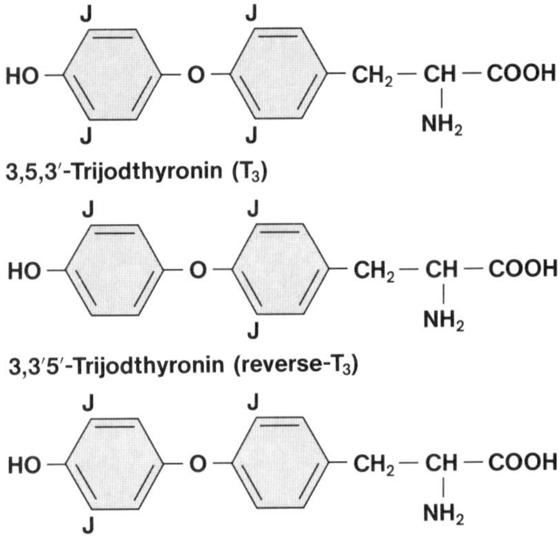

HO—⟨J⟩—O—⟨J,J⟩—CH_2—CH(—NH_2)—COOH

Abb. 4 Strukturformeln der Schilddrüsenhormone

Die beiden *Schilddrüsenhormone* Thyroxin und Trijodthyronin werden *im Kolloid der Schilddrüse gespeichert*. Der Hormonvorrat des Thyreoglobulins reicht im allgemeinen für zwei bis drei Monate, wohl als Anpassung an die unregelmäßige Jodzufuhr mit der Nahrung.

2.4 Sekretion der Schilddrüsenhormone

Entsprechend den Bedürfnissen des menschlichen Organismus gibt die Schilddrüse die Schilddrüsenhormone durch enzymatische Abspaltung aus dem Thyreoglobulin an die Blutbahn ab. *Die Schilddrüse sezerniert täglich etwa 90 µg L-T_4 und etwa 9 µg L-T_3* (Abb. 5). Hormonell inaktives reverse-T_3 (3, 3', 5'-T_3 = r-T_3) wird in einer Menge von etwa 0,9 µg pro Tag abgegeben.

In der Körperperipherie erfolgt eine Monodejodierung des L-T_4 entweder zu biologisch aktivem L-T_3 oder zu biologisch inaktivem reverse-T_3. Dadurch ist der Organismus in der Lage, durch eine bedarfsgerechte Dejodierung von T_4 zu biologisch aktivem T_3 das benötigte Hormon bereitzustellen oder – bei geringerem Bedarf an L-T_3 – die Monodejodierung zu inaktivem r-T_3 zu lenken.

Während man früher annahm, daß eine veränderte Sekretion der Schilddrüse für eine hyperthyreote oder hypothyreote Stoffwechsellage allein verantwortlich zu machen sei, weiß man heute, daß die Stoffwechsellage zu einem gewissen Grad auch unabhängig von der Sekretion der Schilddrüse durch rein periphere Vorgänge verändert werden kann. T_4 besitzt nur einen geringen

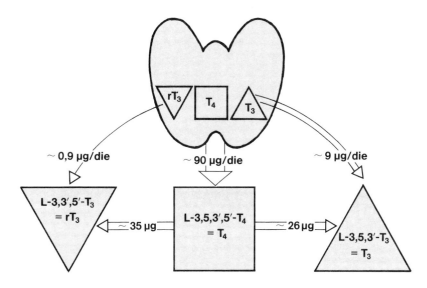

Abb. 5 Hormonsekretionsraten der Schilddrüse und periphere Monodejodierung des Thyroxins

Anteil der Aktivität des T_3, so daß L-T_4 als *eine Art „Pro-Hormon"* und damit als *Depotform des L-T_3* angesehen wird.
Die Stoffwechselparameter für T_4 und T_3 sind nachfolgend in Tabelle 1 gegenübergestellt:

Tab. 1: Stoffwechselparameter der Schilddrüsenhormone

		T_4	T_3
Produktion pro Tag	µg	90	35*
Hormonumsatz pro Tag	%	10	50–70
Wirkungseintritt nach oraler Applikation	h	12–24	2–4
freier Hormonanteil im Serum	%	0,03	0,3
biologische Halbwertszeit	h	190	19
biologische Wirksamkeit	relat.	1	10

* einschließlich der Konversion von T_4 zu T_3

2.5 Schilddrüsenhormone im Blut

Im zirkulierenden Blut werden T_4 und T_3 an Transporteiweißkörper gebunden: Ca. 60 bis 80 % des T_4 sind an das thyroxinbindende Globulin (TBG), ca. 10 bis 15 % an das thyroxinbindende Präalbumin (TBPA) und ca. 5 bis 10 % an das thyroxinbindende Albumin (TBA) gebunden. *Weniger als 0,03 % des T_4 liegen als freies T_4 (FT_4) vor.*

Trijodthyronin kommt im Serum in einer wesentlich geringeren Konzentration von nur etwa ¹/₅₀ des T_4-Spiegels vor. Die Bindung des T_3 an die Transporteiweißkörper ist schwächer, so daß *ca. 0,3 % des T_3 als freies T_3 (FT_3) vorliegen.*

Wegen der schwächeren Bindung ist der biologische Abbau bei T_3 wesentlich rascher. Während die *biologische Halbwertszeit für T_4 etwa 190 Stunden* beträgt, beträgt diese *für T_3 nur etwa 19 Stunden.* Nur die freien Schilddrüsenhormonfraktionen verlassen die Blutbahn und sind damit bioverfügbar.

Die freien Schilddrüsenhormonanteile stehen mit dem an Plasmaproteine gebundenen inaktiven Anteil im Gleichgewicht (Abb. 6).

Durch verschiedene Einflüsse kann die Bindung der Schilddrüsenhormone an die spezifischen Transportproteine verändert werden. Eine *Vermehrung der*

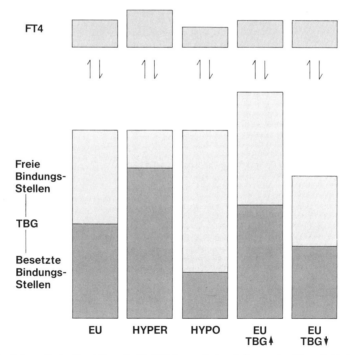

Abb. 6 Schematische Darstellung der Verhältnisse zwischen freiem und an Thyroxin bindendem Globulin (TGB) gebundenem T_4

Bindungskapazität mit erhöhtem T_4 findet sich in der Gravidität, bei hochdosierter Östrogenmedikation, akuter Hepatitis, kompensierter Leberzirrhose und angeborener Erhöhung der TBG-Konzentration. Eine *Erniedrigung des TBG-Spiegels* mit erniedrigtem T_4-Spiegel kann sowohl durch TBG-Verlust (Nephrose, Proteinverlustsyndrom), bei akuter intermittierender Porphyrie, TBG-Synthesestörungen, z. B. bei dekompensierter Leberzirrhose, schweren konsumierenden Erkrankungen sowie bei genetischem TBG-Mangel auftreten. Außerdem führen verschiedene Medikamente zu einer *Verdrängung des T_4 aus der TBG-Bindung* (Salizylate, Diphenylhydantoin, Phenylbutazon, Heparin u. a.).

2.6 Steuerung der Schilddrüsenhormonsynthese

Durch das hypothalamisch-hypophysäre Regelsystem wird die Produktion der Schilddrüsenhormone gesteuert und bei Änderung der Proteinbindungsverhältnisse der Anteil der freien Schilddrüsenhormonfraktionen konstant gehalten.

Als *Regler* tritt in dem in Abb. 7 dargestellten System die *Hypophyse* auf, deren Vorderlappenzellen über das *TSH* (Stellgröße) die *Schilddrüse als „Stellglied"* zu vermehrter Hormonproduktion stimulieren. TSH fördert die

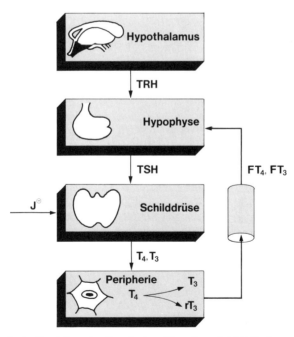

Abb. 7 Schematische Darstellung des Regelkreises (Hypophyse-Schilddrüse)

Aufnahme von Jod in die Schilddrüsenzellen, den Einbau in die Aminosäure Tyrosin, die Kopplung der Jodtyrosine zu den Schilddrüsenhormonen sowie deren Abgabe an das Blut. Ohne TSH hat die Schilddrüse einen Basisstoffwechsel, der etwa 10 bis 20 % des normalen beträgt.

Die *zentrale Steuerung* der Schilddrüsenfunktion erfolgt *über das Thyreotropin Releasing Hormon (TRH)*, das als Neurosekret über das portale Gefäßsystem vom basalen Hypothalamus zum Hypophysenvorderlappen gelangt und hier die Synthese sowie Sekretion von TSH induziert.

Sinkt der Spiegel an freien Schilddrüsenhormonen im Serum ab, kommt es zu einer vermehrten *Ausschüttung von TSH* und damit zu einer Korrektur des Schilddrüsenhormonmangels. *Steigt der Spiegel* an freien Hormonen an, induzieren die freien Fraktionen dieser Hormone im Hypophysenvorderlappen ein Hemmprotein, das die *Synthese von TSH und dessen Sekretion verhindert*. Ist es einmal durch Überschreiten der thyreotropen Hemmschwelle zu einer Inhibition der hypophysären TSH-Ausschüttung gekommen, so kann man auch durch relativ große, exogen verabfolgte TRH-Mengen keine meßbare TSH-Freisetzung erzielen.

Diese Beobachtungen deuten darauf hin, daß eine direkte Wirkung von Schilddrüsenhormonen am Hypothalamus nicht erfolgt. TRH und die freien Schilddrüsenhormone wirken demnach wahrscheinlich kompetitiv auf den Hypophysenvorderlappen ein.

Neben der zentralen Steuerung über TSH wird die Hormonproduktion in der gesunden Schilddrüse zusätzlich über einen autoregulatorischen Mechanismus reguliert, nach dem die Schilddrüsenzellen zunächst um so mehr Jod in organische Jodverbindungen einbauen, je höher die Jodidkonzentration im Blut ist. Wird eine bestimmte kritische Jodkonzentration überschritten, so nimmt die Bildung organischen Jods wieder ab. *Jodid stimuliert* also *bei niedrigen bis mittleren Konzentrationen die Hormonsynthese, während hohe Jodidkonzentrationen einen hemmenden Effekt auf die Hormonsynthese haben können (Wolff-Chaikoff-Effekt).*

In der Körperperipherie kann schließlich die *Regulation der Schilddrüsenstoffwechsellage durch Konversionsänderungen* in Richtung einer erhöhten reverse-T_3- und niedrigen T_3-Bildung erfolgen, z. B. als körpereigener Schutzmechanismus bei konsumierenden Erkrankungen. Eine ähnliche konversionslenkende Wirkung haben Corticosteroide und der Beta-Rezeptorenblocker Propranolol.

2.7 Wirkung der Schilddrüsenhormone

Die freien Schilddrüsenhormonfraktionen werden in den Körperzellen gebunden und entfalten hier ihre Wirkung über Fermentinduktion. *Die Beziehung zwischen Hormonwirkung und Hormonabbau ist noch nicht klar.*

Freies Thyroxin und vor allem freies Trijodthyronin werden wahrscheinlich bevorzugt in den Mitochondrien der Körperzellen aufgenommen. Sie helfen durch gesteigerte Produktion von Adenosintriphosphat die vom Organismus benötigte Energie bereitzustellen.

Die Annahme, daß alle biologischen Effekte der Schilddrüsenhormone durch Trijodthyronin vermittelt werden und daß Thyroxin ausschließlich als „Pro-Hormon" für T_3 anzusehen ist, ist nicht ganz richtig, da die Konversion von T_4 zu T_3 bei schweren, nicht thyreoidal bedingten Krankheiten, in Streßsituationen, beim Fasten, unter Corticosteroidtherapie gestört sein kann, ohne daß eine Hypothyreose auftritt. Daher dürfte auch dem T_4 eine entscheidende Funktion in der Stoffwechselkontrolle zukommen. Die wesentliche Bedeutung des reverse-T_3 liegt wahrscheinlich darin, daß der Organismus auch bei einem erhöhten T_4-Angebot einen Teil in das inaktive reverse-T_3 umwandeln kann.

Obwohl das T_3 das biologisch aktivere Schilddrüsenhormon darstellt, setzt sich die gesamte thyreomimetische Aktivität aus der Summe der verschiedenen Wirkungen der einzelnen Schilddrüsenhormone zusammen.

Die Schilddrüsenhormone führen zu einer Steigerung des Verbrauchs an Sauerstoff sowie der Produktion an Wärme und damit zur Erhöhung des Grundumsatzes.

Der *Kohlenhydratstoffwechsel* wird im Sinne einer vermehrten Glykogenbildung und erhöhten Glukose-Resorption beeinflußt. Thyroxin und Insulin sind Antagonisten. Der Insulinbedarf steigt durch endogen und exogen zugeführtes Thyroxin. Bei der Hypothyreose ist die Wirkung des Insulins verstärkt. Enge Beziehungen bestehen zwischen Thyroxin und Adrenalin bei der Mobilisierung und dem Verbrauch der Glukose.

Im *Eiweißstoffwechsel* ist bei physiologischen Dosen an Schilddrüsenhormonen eine anabole Wirkung, unter hohen Dosen eine negative Stoffwechselbilanz nachzuweisen. Die Stickstoffausscheidung ist beim Myxödem gegenüber der Norm erniedrigt. Sie wird durch die Behandlung mit Schilddrüsenhormon erhöht. Eine Hyperthyreose führt durch die katabole Wirkung auf die Muskulatur zu einer Verminderung der Kreatininausscheidung.

Im *Fettstoffwechsel* werden sowohl die Synthese als auch der Abbau des Cholesterins und die Lipolyse beschleunigt, wobei der Abbau überwiegt. Es besteht ein sehr enges Zusammenwirken zwischen dem Kohlenhydrat- und dem Fettstoffwechsel. Zu den ersten Zeichen einer beginnenden Hyperthyreose gehört die Fettabnahme im Muskel, in der Leber und in der Haut ohne Ketonämie oder Ketonurie. Der Cholesteringehalt des Blutes ist bei der Hypothyreose meistens erhöht, bei der Hyperthyreose dagegen niedrig.

Schilddrüsenhormone greifen auch in den *Mineralstoffwechsel* und in den Wasserhaushalt ein. Das Plasmavolumen ist bei Hypothyreose vermindert, der Eiweißgehalt der extrazellulären Flüssigkeit erhöht. Es tritt eine Wasserretention vor allem in der Unterhaut auf. Bei der Hypothyreose erhöht Thyroxin die Natriumausscheidung. Der Umsatz an Wasser ist bei der Hyperthyreose gesteigert. Kalzium- und Phosphatumsatz sind bei der Hyperthyreose vermehrt und bei der Hypothyreose vermindert.

Während der Wachstumszeit haben die Schilddrüsenhormone einen fördernden *Einfluß auf Wachstum und Entwicklung.* Bei pränatalem Hormonmangel kommt es zu einer Störung der Gehirnreifung, zu einer Verzögerung von Knochenwachstum und Epiphysenschluß. Bei der Hyperthyreose ist dagegen das Wachstum beschleunigt.

Veränderungen an der quergestreiften als auch an der glatten Muskulatur können bei der Hyperthyreose zu Muskelschwäche und erhöhter Ermüdbarkeit mit Myasthenie-ähnlichen Symptomen führen, bei der Hypothyreose dagegen zu Myotonie-ähnlichen Symptomen. Bei der Hypothyreose sind die Sehnenreflexe verlangsamt.

Die *Schilddrüsenhormone* sensibilisieren die Körperperipherie gegenüber dem Angriff der Katecholamine Adrenalin und Nor-Adrenalin. Sie *setzen die Erregbarkeitsschwelle im vegetativen Nervensystem herab.* Bei der Hyperthyreose beobachtet man daher eine Tachykardie, Pupillenerweiterung, Schweißausbruch, vermehrte Darmperistaltik, Tremor, Schlaflosigkeit etc. Weitere Rückwirkungen der Schilddrüsenhormone auf das zentrale Nervensystem sind Erregbarkeit, Reizbarkeit, Unruhe, innere Spannung sowie Ängstlichkeit. Psychomotorische Hemmung und chronisch verlaufende depressive Verstimmung finden sich dagegen bei der Hypothyreose.

Schließlich bestehen neben den *Wechselbeziehungen zwischen* Schilddrüse und Hypophyse auch Funktionsstörungen zwischen *den Keimdrüsen und der Nebenniere.* Amenorrhoe, Dysmenorrhoe und habitueller Abort können sowohl mit einer Hyper- als auch mit einer Hypothyreose verknüpft sein. Schilddrüse und Nebennierenrinde arbeiten insofern gleichsinnig, als die Schilddrüse normalerweise die Aktivität behält, die eine optimale Funktion der Nebennierenrinde ermöglicht und umgekehrt. Bei länger andauernden Hyper- und Hypothyreosen kann eine Erschöpfung der Nebennierenrinde eintreten mit dem daraus resultierenden Bild einer relativen Nebenniereninsuffizienz.

Der *Abbau* der freien *Schilddrüsenhormone* vollzieht sich vor allem in Leber, Niere und Muskulatur über eine Dejodierung und Konjugation mit Glucuronsäure oder Schwefelsäure bzw. eine oxidative Desaminierung und Decarboxylierung.

Infolge der engen funktionellen Verbindungen zwischen der Schilddrüse und anderen Organen führen abnormale Hormonkonzentrationen zu der Vielfalt von Erscheinungen, die eine Hypo- oder Hyperthyreose charakterisieren.

2.8 Übersicht über die wichtigsten Schilddrüsenerkrankungen

Erkrankungen der Schilddrüse können aus Störungen der Schilddrüsenmorphologie, aus Störungen der Schilddrüsenfunktion sowie aus einer Kombination beider Vorgänge bestehen. In Abbildung 8 wurde in Anlehnung an die Klassifikation der Schilddrüsenkrankheiten der Sektion Schilddrüse der Deutschen Gesellschaft für Endokrinologie der Versuch unternommen, die Beziehungen zwischen Beschaffenheit und Funktion der Schilddrüse für die wichtigsten Schilddrüsenkrankheiten schematisch darzustellen.

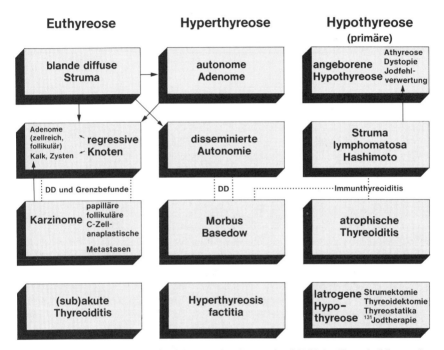

Abb. 8   Schema der wichtigsten Schilddrüsenerkrankungen (nach R. Maier, Ultraschalldiagnostik der Schilddrüse, Schattauer Verlag, Stuttgart – New York, in Vorb.)

Als *blande Struma* bezeichnet man jede nicht entzündliche, nicht maligne Schilddrüsenvergrößerung, die eine euthyreote Stoffwechsellage unterhält.

Bei Fortbestand des Jodmangels geht die zunächst *diffus hyperplastische Struma*, die in allen Anteilen vergrößert ist, in eine *adenomatöse Struma* mit Knoten über. Das gewucherte neugebildete Kropfgewebe verändert sich häufig weiter und *bildet narbige, regressiv veränderte Bezirke mit Kolloidzysten, Einblutungen, Verkalkungen*.

Besonders die funktionsuntüchtigen, *szintigraphisch „kalten" Adenome* sind gegen die differenzierten bzw. undifferenzierten Schilddrüsenkarzinome sowie Metastasen anderer Tumoren in der Schilddrüse abzugrenzen.

Die Fehlanpassung des Schilddrüsengewebes an den endemischen Jodmangel kann dazu führen, daß sich in einem Knoten oder über die Schilddrüse verteilt autonome Follikel bilden, die als Kompensation gegen den alimentären Jodmangel bevorzugt das jodärmere und stoffwechselaktivere der beiden Schilddrüsenhormone, das Trijodthyronin bilden. Wie die *disseminierte Schilddrüsenautonomie* entsteht das *autonome Adenom* durch Proliferation einzelner hyperplastischer Follikelgruppen.

Die Hormonfreisetzung aus dem autonomen Schilddrüsengewebe erfolgt ohne Beziehung zum peripheren Hormonbedarf. Im Gegensatz zum normalen Schilddrüsengewebe unterliegt dieses Gewebe nicht der hypothalamisch-hypophysären Steuerung. Diese *in Jodmangelstrumen häufiger* nachweisbaren *autonomen Gewebsbezirke* führen deshalb oft nicht zu einer Hyperthyreose, weil ihnen aufgrund des alimentären Jodmangels das Jod zur überschießenden Hormonsynthese fehlt. Wird jedoch der Jodmangel durch zusätzliche Verabreichung von größeren Jodmengen ausgeglichen, kommt es zur *hyperthyreoten Stoffwechsellage, sofern eine größere Menge autonomen Gewebes vorhanden ist.*

Von der Hyperthyreose, bedingt durch autonomes Gewebe innerhalb der Schilddrüse, ist die *Hyperthyreose vom Typ des M. Basedow* zu unterscheiden. Hierbei handelt es sich um eine genetisch determinierte, durch autoimmunologische Prozesse ausgelöste Krankheit. Thyreotrope Antikörper, die heute als „Thyroid stimulating immunoglobulins" (TSI) bezeichnet werden, spielen eine wesentliche Rolle bei der vom Regelkreis Hypophyse-Schilddrüse unabhängigen Stimulation der Thyreozyten. Bei der Hyperthyreose vom Typ des M. Basedow wird die Schilddrüse *durch Autoantikörper gegen den TSH-Rezeptor* stimuliert.

Bei der *endokrinen Orbitopathie* (auch endokrine Ophthalmopathie genannt) handelt es sich mit großer Wahrscheinlichkeit *ebenfalls* um *eine Autoimmunerkrankung,* die sehr häufig mit der Basedow-Hyperthyreose zusammen auftritt, ohne daß jedoch eine direkte Beziehung zwischen Schilddrüsenfunktionsstörung und Entwicklung der Orbitopathie besteht.

Zwischen dem M. Basedow und der endokrinen Orbitopathie einerseits und der chronisch lymphozytären Thyreoiditis Hashimoto andererseits bestehen Beziehungen. Denn die *chronisch lymphozytäre Thyreoiditis* und der M. Basedow können als primäre Lymphozytenerkrankung aufgefaßt werden, wobei die Schilddrüse nur das Erfolgsorgan darstellt. Die Struma lymphomatosa Hashimoto kann in eine *atrophische Thyreoiditis mit Hypothyreose* übergehen und ist die häufigste Ursache der im Erwachsenenalter auftretenden Hypothyreose. Die *angeborene Hypothyreose* kommt sporadisch und endemisch vor. Es handelt sich meist um eine primäre Hypothyreose durch Schilddrüsenektopie, -hypoplasie oder -aplasie, selten um genetisch bedingte Jodfehlverwertungsstörungen.

Gegen diese großen Gruppen der Schilddrüsenerkrankungen sind die *akute* und die *subakute Thyreoiditis,* die bakteriell bzw. durch Viren bedingt sind, abzugrenzen. Außerdem sind die durch Überdosierung von Schilddrüsenhormon bedingte *Hyperthyreosis factitia* und die verschiedenen *Formen der iatrogenen Hypothyreose* nach Strumektomie, Thyreoidektomie, Thyreostatikagabe oder Strahlentherapie zu nennen.

Für die Diagnose von Schilddrüsenkrankheiten sind einerseits die Beurteilung der Schilddrüsenfunktion, andererseits die Größe und morphologische Beschaffenheit des Organs zu berücksichtigen.

3 Diagnostik von Schilddrüsenerkrankungen

Die Diagnose von Erkrankungen der Schilddrüse erfolgt durch eine gezielte Anamnese, die spezielle körperliche Untersuchung des Patienten und den Einsatz geeigneter technischer Untersuchungsverfahren. Für eine optimale, gezielte Therapie muß mehr als eine Gruppendiagnose wie Euthyreose, Hyperthyreose, Hypothyreose, Thyreoiditis oder Schilddrüsenmalignom mit oder ohne Struma gestellt werden.

3.1 Vorgeschichte und körperlicher Befund

Leider sind durch die differenzierten hormonanalytischen Verfahren Anamnese und klinischer Befund in ihrer diagnostischen Bedeutung eingeschränkt worden.

Wenn es auch nur bei ausgeprägten Krankheitsbildern eine pathognomonische Kombination von Symptomen, welche eine Schilddrüsenfunktionsstörung sicher erkennen lassen, gibt, muß vor einer Diagnostik nur aufgrund von Laboratoriumstesten gewarnt werden.

Nach spontaner Schilderung der Beschwerden des Patienten sollte an Hand eines schematisierten Fragebogens eine sorgfältige und zielgerichtete *Anamnese* mit Fragen nach dem Vorkommen von Schilddrüsenerkrankungen in der Familie, vorausgegangenen Schilddrüsenerkrankungen und deren Therapie sowie Fragen nach anderen, nicht thyreoidal bedingten Erkrankungen erhoben werden.

Im Mittelpunkt der Anamnese sollten *Fragen zur Beurteilung der Stoffwechsellage* stehen: Hyperthyreosen ohne kurzfristige Abnahme des Körpergewichts trotz guten Appetits sind große Ausnahmen, während hypothyreote Patienten keineswegs an Körpergewicht zunehmen müssen. Hyperthyreosen führen gelegentlich zu vermehrtem Stuhlgang, Hypothyreosen zu Obstipation. Die Wärmeintoleranz ist ein wesentliches positives Hinweiszeichen für eine Hyperthyreose, während die Kälteintoleranz für eine Hypothyreose spricht. Motorik und Affektivität sind bei Hyperthyreosen stets gesteigert, bei Hypothyreosen verlangsamt.

Es sollte auch die *Medikamentenanamnese* kritisch aufgenommen werden, einmal um Medikamente zu erfassen, die einen Einfluß auf die Schilddrüsenfunktion bzw. Entwicklung einer Struma haben, zum anderen zur Erfassung von Substanzen, die die Laboratoriumswerte beeinflussen können. Jodinkorporationen, vor allem durch jodhaltige Röntgenkontrastmittel, sind besonders bei Beschwerden und Symptomen, die an eine Hyperthyreose denken lassen, in Erfahrung zu bringen.

Bei *Beschwerden im Bereich der Schilddrüse* interessiert die Entstehung der Struma und der Zusammenhang der lokalen Beschwerden mit möglichen vorausgegangenen therapeutischen Maßnahmen. Bei lokalen Beschwerden ist zu fragen nach einer Zunahme des Halsumfanges, Engegefühl, Druckbzw. Kloßgefühl, Schluckbeschwerden, Heiserkeit, Schmerzen im Halsbereich, Atemnot. Zur speziellen Anamnese eines Patienten mit Struma gehört auch die Kenntnis, wann erstmals und wie rasch sich die Schilddrüse oder die Struma verändert haben und ob Begleiterkrankungen, z. B. Infekte der oberen Luftwege, Angina, Tonsillitis vorgelegen haben.

Durch *Inspektion und Palpation der Halsregion* werden Form, Größe und Konsistenz der Schilddrüse untersucht. Eine einknotige Struma sollte sicher von einer mehrknotigen differenziert werden. Bedeutsam sind Zeichen einer mechanischen Komplikation wie mangelhafte Schluckverschieblichkeit, Stauungszeichen, Verdrängung und Kompression von Kehlkopf bzw. Trachea. Schmerzen und Schmerzausstrahlungen sowie Lymphknotenschwellungen im Halsbereich sind zu dokumentieren.

Für die *Beurteilung einer endokrinen Orbitopathie* empfehlen sich Fragen nach Augentränen, Lichtempfindlichkeit, morgendlichen Lidödemen, Motilitätsstörungen und äußeren Augenveränderungen. Eine Protrusio bulborum sollte mit dem Exophthalmometer gemessen werden.

Die körperliche Untersuchung sollte sich nicht auf die Halsregion und den Augenbefund beschränken, sondern vor allem bei der Erstuntersuchung eines Patienten eine weitergehende orientierende Untersuchung umfassen, wobei vor allem Pulsfrequenz, Blutdruck, Auskultation des Herzens und der Schilddrüsenregion, Hautbeschaffenheit, Reflexverhalten und ein Tremor der ausgestreckten Finger interessieren.

Am Ende der Patientenbefragung und als Abschluß der körperlichen Untersuchung sollte vom Untersucher eine *vorläufige Verdachtsdiagnose* gestellt werden, schon allein *für eine sinnvolle Auswahl des diagnostischen und therapeutischen Programms.* Der klinische Befund sollte immer durch objektive Laboratoriumsteste abgesichert werden, da die Schilddrüsenhormonspiegel auch für die Wahl einer optimalen Therapie sowie deren Kontrolle unerläßlich sind.

3.2 In vitro-Schilddrüsenfunktionsteste

Die Labordiagnostik von Schilddrüsenerkrankungen beruht auf der Tatsache, daß bei den verschiedenen Schilddrüsenerkrankungen die ausgewogene Bilanz zwischen den zirkulierenden Schilddrüsenhormonen und der thyreotropen Stimulation durch den Hypophysenvorderlappen gestört ist. So führt eine vermehrte Aktivität der Schilddrüse, z. B. beim dekompensierten autonomen Adenom, oder – wie bei M. Basedow – eine vermehrte immunologische Stimulation der Schilddrüse durch die thyreoideastimulierenden Immunglobuline (TSI) zu einer überhöhten Sekretion von Schilddrüsenhormonen. Durch den negativen Rückkopplungsmechanismus ist die TSH-Sekretion supprimiert (Abb. 7).

Die *Laboratoriumsdiagnostik stützt sich* im wesentlichen *auf:*

– *die Abschätzung der biologisch relevanten Konzentrationen der freien Schilddrüsenhormonfraktionen,* die im Gleichgewicht zum Gesamt-T_4 bzw. Gesamt-T_3 und den spezifischen Transportproteinen, vor allem dem Thyroxin bindenden Globulin (TBG) stehen (Abb. 6);

– die *Bestimmung des endogenen TSH-Spiegels und dessen Stimulierbarkeit beim TRH-Test (Abb. 9).*

Die in vitro-Teste sollten stufenweise zum Einsatz kommen, und zwar in Abhängigkeit von der jeweiligen klinischen Verdachtsdiagnose.

3.2.1 T_4-Bestimmung im Serum

Die Bestimmung des Thyroxinspiegels im Serum kann durch die kompetitive Proteinbindungsanalyse, Radioimmunoassays (RIA) oder Enzymimmunoassays (EIA, ELISA) erfolgen. Beim T_4-RIA, der zur Zeit am häufigsten angewandten Methode, wird ebenso wie beim T_4-EIA die spezifische, gesetzmäßige und damit über Einsatz bekannter Substanzmengen meßbare T_4-Bindung an einen gegen T_4 gerichteten Antikörper ausgenutzt.

T_4-Normalbereich*: 5,0 bis 12,0 µg/dl Serum
65 bis 155 nmol/l Serum

Ein *normaler T_4-Spiegel* ist vereinbar mit einer gesunden Schilddrüse, einer blanden Struma (auch unter thyreosuppressiver Behandlung mit Schilddrüsenhormonen), Frühstadien verschiedener Schilddrüsenerkrankungen, die mit einer Hyperthyreose einhergehen können (z. B. autonomes Adenom der Schilddrüse), isolierter T_3-Hyperthyreose, behandelten Hyper- bzw. Hypothyreosen. Auch Schilddrüsenkarzinome gehen in der Regel mit euthyreoter Stoffwechsellage einher.

Erhöhte T_4-Werte sind bedingt durch eine disseminierte oder lokalisierte Autonomie der Schilddrüse, den M. Basedow (häufig mit erhöhten Schilddrüsenantikörper-Titern), evtl. im Frühstadium einer subakuten Thyreoiditis oder einer Hashimoto-Thyreoiditis, bei einer Hyperthyreosis factitia, unter thyreosuppressiver Therapie, wenn die letzte Hormonmedikation nicht mindestens 12 bis 24 Stunden zurückliegt, als Rarität bei einem TSH produzierenden Hypophysentumor, evtl. bei Jodprämedikation (z. B. nach jodhaltigen Röntgenkontrastmitteln).

Erniedrigte Thyroxinspiegel finden sich bei primärer (thyreogener) Hypothyreose, z. B. infolge chronischer Thyreoiditis, iatrogen nach operativer Strumaresektion oder Radiojodtherapie, unter thyreostatischer Behandlung sowie

---

* Die hier angegebenen Normalbereiche gelten für die vom Verfasser angewandten Methoden. Jede Untersuchungsstelle muß Normalwerte für die von ihr angewandten Verfahren und für ihr Einzugsgebiet an einer ausreichend großen Zahl von schilddrüsengesunden Probanden ermitteln sowie laufende Qualitäts- und Richtigkeitskontrollen anhand von Referenzseren durchführen.

bei angeborenen Formen der Hypothyreose und schließlich bei der seltenen sekundären (hypophysären) Hypothyreose.

Eine häufige *Störungsquelle* sind Veränderungen in der Hormonbindungskapazität der Transportproteine im Serum. Wie in Abbildung 6 dargestellt, bleibt bei euthyreoter Stoffwechsellage die prozentuale Sättigung der Transportproteine unabhängig von ihrer Konzentration gleich mit der Folge, daß bei einer Vermehrung der Transportproteine die Hormonspiegel im Serum ansteigen, bei einer Verminderung aber abfallen. Die Serumspiegel der freien Hormonfraktionen bleiben dabei unverändert.

3.2.2 Parameter für das freie Thyroxin

Wenn mit einer Änderung der Bindungskapazität und Konzentration der Transportproteine zu rechnen ist, sollte zusätzlich zur T_4-Bestimmung eine Abschätzung der freien Hormonfraktionen erfolgen.

a) Indirekte Verfahren

Allen hierfür entwickelten Verfahren liegt die Annahme zugrunde, daß man durch Zusatz von radioaktiv markiertem T_3 zum Serum die noch freien Bindungsplätze vom Trägerprotein absättigen kann (Abb. 6). Durch die Messung der gebundenen Radioaktivität und den Vergleich mit einem Normalserum läßt sich das Ergebnis in Form eines Quotienten oder Index errechnen.

Zu den indirekten Verfahren gehören der sog. *T_3-Uptake-Test,* der *ETR-Test, NTR-Test* oder errechnete Parameter wie der *Quotient T_4/TBG,* der *FT_4-Index* oder *T_7-Index,* der *Thyroxinbindungsindex.* Die indirekt ermittelten Parameter für das freie Thyroxin, errechnet aus Gesamt-T_4 und z. B. T_3-Bindungskapazität, stellen nach wie vor für die Klinik brauchbare, wenn auch im technischen Ablauf zum Teil veraltete Verfahren mit optimaler Aussage bezüglich der Schilddrüsenfunktion dar. Die kombinierte Betrachtung von Gesamt-T_4 und T_3-Bindungskapazität läßt echte Mehrproduktionen des Thyroxins bzw. die Bindungsanomalie erkennen.

b) Direkte Verfahren

Gegenüber den indirekten Bindungstesten hat die *direkte Bestimmung des FT_4* den Vorteil, daß die Resultate nicht in Form eines parameterfreien Index, sondern als Konzentrationsangabe beschrieben werden können.

FT_4-Normalbereich: 0,8 bis 2,0 ng/dl
                      10 bis 20 pmol/l

Unter thyreosuppressiver Therapie mit Schilddrüsenhormon können Werte bis 3,0 ng/dl als „normal" bezeichnet werden. Bei Gravidität sinken die Werte mit fortschreitender Schwangerschaft ab, da die TBG-Spiegel überproportional ansteigen.

Für die Bewertung des FT_4 ergeben sich die gleichen Gesichtspunkte wie für das Gesamt-T_4, wobei die dort möglichen Fehlerquellen durch eine veränderte Hormonbindungskapazität nicht berücksichtigt werden müssen.

Entgegen der Erwartung stellt das FT_4 keine ausreichend fein differenzierende Stellgröße dar, um in diagnostischen Grenzsituationen wie bei latenter Hyperthyreose oder latenter Hypothyreose der entscheidende Parameter zu sein. Freie Hormonkonzentrationen als Zwischenglied zwischen Schilddrüse und peripheren Körperzellen sind in hohem Maße auch von der Stoffwechselaktivität der peripheren Gewebe abhängig. *Bei der Bestimmung der freien T_4-Anteile im Serum handelt es sich ebenso wie bei der Messung der Gesamthormone um Parameter, die außer von der thyreoidalen Sekretion und den Eiweißbindungsverhältnissen entscheidend vom Schicksal des Hormons in den peripheren Zellen mit Bindung, Abbau und Ausscheidung mitbestimmt werden.* Nur im Falle der thyreoidal bedingten ausgeprägten Hyper- bzw. Hypothyreose sind eindeutige Veränderungen auch der freien T_4-Konzentrationen im Plasma infolge vermehrter bzw. verminderter Sättigung der zellulären Bindungsstellen zu erwarten.

3.2.3 T_3-RIA

Die zusätzliche radioimmunologische Bestimmung des zweiten Schilddrüsenhormons Trijodthyronin im Serum besitzt in erster Linie dann diagnostische Bedeutung, wenn eine gesteigerte Hormonproduktion nur in einer Erhöhung der T_3-Konzentration zum Ausdruck kommt. Da der T_3-Anteil im Blut nur etwa 10 % am extrathyreoidalen Hormonpool beträgt und die T_3-Konzentration außerdem von der Konversion von T_4 zu T_3 beeinflußt wird, ist die Aussagekraft der alleinigen T_3-Bestimmung eingeschränkt.

T_3-Normalbereich: 80 bis 200 ng/dl
1,2 bis 3,1 nmol/l

Ein *normaler T_3-Spiegel* muß nicht mit einer normalen Funktion der Schilddrüse gleichbedeutend sein, da neben euthyreoten Stoffwechselzuständen auch gestörte Schilddrüsenfunktionen (latente Hypothyreose, latente Hyperthyreose, kompensatorische T_3-Mehrproduktion bei Jodmangel, Thyreoiditis, Zustände wie TBG-Vermehrung) mit einem im Normbereich liegenden T_3-Spiegel einhergehen können.

Bei einer Hyperthyreose findet man regelmäßig *erhöhte T_3-Werte,* die meist im Verhältnis zum T_4-Spiegel sogar überproportional ansteigen, so daß die T_3-Bestimmung ein besonders empfindlicher Parameter für die Kontrolle einer thyreostatischen Therapie darstellt. Bei etwa 5 bis 10 % der Patienten mit Hyperthyreose findet man ausschließlich eine Erhöhung des T_3-Spiegels bei noch normalem T_4-Spiegel.

Erniedrigte T_3-Spiegel haben diagnostisch kaum Bedeutung, da sie außer bei Hypothyreose auch bei chronisch schwer kranken und älteren Patienten mit verminderter Konversion von T_4 zu T_3, dem sog. *Niedrig-T_3-Syndrom* (meist mit Anstieg des reverse-T_3) vorkommen können.

T_3-*Bestimmungen sind in der Praxis noch stärker mit Fehlern behaftet* als die T_4-Bestimmung. Eine Erhöhung der T_3-Werte wird, wenn auch weniger ausgeprägt als beim T_4-Wert, bei gestörter Hormonbindungskapazität beobachtet. Die Medikation von Schilddrüsenhormonen, vor allem von L-T_3, aber auch von L-T_4 (infolge der Biotransformation zu L-T_3) erhöhen den T_3-Spiegel.

3.2.4 TSH-RIA und TRH-Test

Die Messung des thyreotropen Hormons TSH im Serum vor und nach Stimulation durch das hypothalamische Releasing Hormon TRH hat sich in den letzten zehn Jahren zum *wichtigsten Schilddrüsenfunktionstest* entwickelt, etwa vergleichbar früher mit dem Radiojod-Zweiphasentest, der heute nur noch eine sehr eingeschränkte Indikation hat.

Der TRH-Test ist angezeigt *für den Nachweis bzw. Ausschluß von Schilddrüsenfunktionsstörungen,* die Diagnose latenter Funktionsstörungen, zur Überprüfung des Effektes bei thyreosuppressiver Therapie mit Schilddrüsenhormon, für die Therapiekontrolle bei Substitutionstherapie mit Schilddrüsenhormon, in seltenen Fällen auch bei thyreostatischer Therapie. In der Hypothyreose-Diagnostik kann bei deutlich erhöhtem TSH-Spiegel die alleinige Bestimmung des TSH-Basalwertes ausreichend sein.

Im TRH-Test werden 200 µg – besser 400 µg (bei Kindern 7 µg pro Kilogramm Körpergewicht) – Thyreotropin Releasing Hormon (TRH) intravenös injiziert. Dadurch kommt es zu einer TSH-Ausschüttung aus dem Hypophysenvorderlappen, die nach 30 Minuten ihr Maximum erreicht. Bei der Testbeurteilung wird der TSH-Anstieg dem TSH-Basalwert gegenübergestellt. Der Test ist auch oral durchführbar, wobei dem Patienten 40 mg TRH in Tablettenform verabreicht werden. Die zweite Blutentnahme erfolgt bei oraler Stimulation nach 3 bis 4 Stunden.

Normalbereiche: TSH-Basalwert 0 bis 3,5 mU/l
TSH-Anstieg beim i. v. TRH-Test 2 bis 25 mU/l
TSH-Anstieg beim oralen TRH-Test 2 bis 30 mU/l

Man ist übereingekommen, für einen normalen, positiven TRH-Test einen Anstieg des TSH von mindestens 2,0 mU/l zu fordern. Der Anstieg soll beim i. v.-Test nicht über 25 mU/l, beim oralen Test nicht über 30 mU/l hinausgehen.

In Abbildung 9 sind typische Ergebnisse des TRH-Testes schematisch dargestellt. Ein TSH-Basalwert unter 3,5 mU/l und ein Anstieg des TSH nach TRH-Stimulation um mindestens 2, höchstens 25 mU/l spricht für eine Euthyreose und schließt eine auch latente Funktionsstörung der Schilddrüse aus.

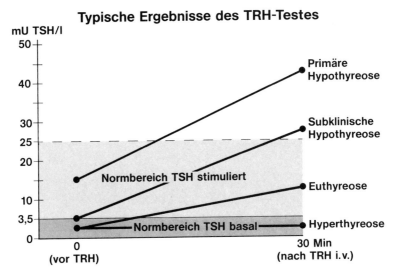

Abb. 9 Typische Ergebnisse des TRH-Testes

Ein *fehlender Anstieg des TSH nach TRH* spricht für eine Suppression des Regelkreises Hypophyse–Schilddrüse sowohl bei klinischer Euthyreose mit normalen T_3- und T_4-Werten als Ausdruck einer Frühform einer Hyperthyreose als auch bei klinisch manifester Hyperthyreose mit erhöhten T_3- und/oder T_4-Werten. Ein negativer TRH-Test findet sich außerdem bei ausreichender suppressiver Behandlung mit Schilddrüsenhormon.

Eine *überschießende TSH-Ausschüttung nach TRH-Stimulation* findet sich bei klinischer Euthyreose mit normalen T_3- und T_4-Werten, als Ausdruck einer latenten Hypothyreose (z. B. bei beginnender chronischer Thyreoiditis, Jodfehlverwertung, extremem Jodmangel, Thyreostatika-Überdosierung, reaktiv bis zu 6 Monaten nach Absetzen einer Schilddrüsenhormontherapie). Bei manifester Hypothyreose ist der basale TSH-Spiegel bereits erhöht und steigt nach Stimulation überschießend an.

Der klinisch wichtigste Anwendungsbereich des TRH-Testes ist der Ausschluß bzw. Nachweis einer Schilddrüsenüberfunktion. Der positive Ausfall des TRH-Testes schließt bei einer unklaren klinischen Situation die Verdachtsdiagnose ,,Überfunktion" mit größter Wahrscheinlichkeit aus. Auf der anderen Seite ist ein negativer TRH-Test nicht gleichbedeutend mit einer Hyperthyreose. Ob es sich um einen therapiebedürftigen Befund handelt, muß durch zusätzliche Untersuchungen entschieden werden.

Gerade in Jodmangelgebieten kann diese Entscheidung außerordentlich schwierig sein, da in vielen lange bestehenden Jodmangelstrumen in unterschiedlicher Menge autonome Follikel nachzuweisen sind, vor allem bei älteren Patienten mit knotig veränderten Strumen. Ein negativer TRH-Test zeigt in diesen Fällen eine Autonomie der Schilddrüse mit latenter Hyperthyreose an, ein Befund, der für die Wahl der Therapie der Struma außerordentlich wichtig ist.

Differentialdiagnostisch ist bei eingeschränktem, zum Teil auch fehlendem TSH-Anstieg nach TRH-Gabe an eine *Beeinflussung des TRH-Testes durch Pharmaka* zu denken, z. B. nach Gabe von Glucocorticoiden, L-Dopa, Acetylsalicylsäure, Wachstumshormon und ACTH.

Außerdem kann der TRH-Test falsch negativ ausfallen bei älteren Patienten. Bei diesen *„Non-Respondern"* kann der orale Test positiv ausfallen. Einzuwenden ist allerdings, daß durch die stärkere Stimulation letztlich eine Verringerung der Sensitivität des TRH-Testes erreicht wird. Wenn ein Patient mit nodöser Struma aufgrund beginnender Autonomie einen ungenügenden TSH-Anstieg im intravenösen Test zeigt, so kann bei maximaler Stimulation bei einem solchen Patienten noch ein positiver Test erzielt werden.

Für die Praxis empfiehlt sich der zeitlich aufwendigere orale TRH-Test nur für fraglich negative Ergebnisse bei primärer Anwendung des rationelleren intravenösen TRH-Testes.

Das entscheidende Kriterium, welches den TRH-Test in seiner Aussagekraft über alle anderen in vitro-Parameter für die Schilddrüsendiagnostik stellt, ist der Umstand, daß dieser Test keine Absolutwerte verlangt, sondern als qualitativer Test sichere Urteile erlaubt. Der TRH-Test hat seine Hauptbedeutung für die Früherkennung einer Störung des Regelkreises Hypophyse-Schilddrüse, dagegen weniger Bedeutung für die Therapiekontrolle der Hyperthyreose, da der TRH-Test während der erfolgreichen Behandlung bzw. nach Absetzen der Medikamente noch längere Zeit negativ ausfallen kann.

3.2.5 Schilddrüsenantikörper

Von den heute bekannten sechs schilddrüsenspezifischen Antigen-Antikörpersystemen haben in der klinischen Praxis nur die *Thyreoglobulin-Antikörper* und die *mikrosomalen Antikörper* eine Bedeutung. Beide Antikörper werden mit Hämagglutionationstests mit Hilfe Tannin-vorbehandelter Erythrozyten, die mit Thyreoglobulin- bzw. mikrosomalen Antigen beladen sind, nachgewiesen. Neuerdings stehen für die Bestimmung der Thyreoglobulin-Antikörper auch radioimmunologische Verfahren zur Verfügung.

Normalbereiche: Thyreoglobulin-Antikörper: Titer unter 1:100
(beim RIA-Test Titer unter 1:1000)
Mikrosomale Antikörper: Titer unter 1:100

Hohe Titer beider Antikörper sprechen für eine Autoimmunthyreoiditis. Hohe Titer von Antikörpern gegen Thyreoglobulin und niedrige Titer gegen das Mikrosomenantigen werden als typisch für die fibröse Verlaufsform der Struma lymphomatosa Hashimoto angegeben, während bei der häufigen hyperzellulären Variante die mikrosomalen Antikörper überwiegen. *Niedrige Antikörpertiter* schließen eine Autoimmunthyreoiditis nicht aus. Vorwiegend mikrosomale Schilddrüsenantikörper finden sich häufig bei der Hyperthyreose vom Typ des M. Basedow.

3.2.6 Thyreoglobulin- und Calcitonin-RIA

Die seit einiger Zeit mögliche *Bestimmung des Thyreoglobulinspiegels* im Serum durch einen RIA bewährt sich vor allem *für die Verlaufskontrolle differenzierter Schilddrüsenkarzinome.* Bei vollständiger Entfernung der Schilddrüse und des Karzinoms sinkt der Spiegel unter die Nachweisgrenze. Entwickelt sich ein Tumorrezidiv oder eine Metastase, so steigt der Thyreoglobulin-Spiegel wieder an. Der Serum-Thyreoglobulinspiegel ist in seiner Aussage eher noch empfindlicher als der Nachweis von speicherndem Schilddrüsengewebe durch die ^{131}J-Ganzkörperszintigraphie.

Nicht geeignet ist der Thyreoglobulin-Radioimmunoassay *für die Verlaufskontrolle des C-Zellkarzinoms.* Hier ist die radioimmunologische *Bestimmung des Calcitonin-Spiegels* entscheidend. Bei einer Erhöhung des Calcitonin-Spiegels kann auf noch vorhandenes Tumorgewebe bzw. ein Rezidiv geschlossen werden. Außerdem eignet sich die Calcitoninbestimmung für eine gezielte Frühdiagnose des C-Zellkarzinoms bei Familienangehörigen, da eine familiäre Häufung dieses Tumors vorkommen kann.

3.2.7 Stufenprogramm für die Schilddrüsenfunktionsdiagnostik

Da die steigende Zahl von Untersuchungsanforderungen zur Sicherung oder zum Ausschluß einer Schilddrüsenerkrankung bzw. von Verlaufsuntersuchungen bei Behandlung von Schilddrüsenerkrankungen einen rationellen Testeinsatz erforderlich macht, wird nachfolgend das von der Sektion Schilddrüse der Deutschen Gesellschaft für Endokrinologie empfohlene Stufenprogramm für die Abklärung von Schilddrüsenfunktionsstörungen in modifizierter Form schematisch dargestellt (Abb. 10).

Nach Anamnese und körperlicher Untersuchung sollte *zunächst* die *Bestimmung des Gesamtthyroxins* erfolgen. Bei Verdacht auf eine Proteinbindungsanomalie ist zusätzlich eine Bestimmung eines indirekten *FT_4-Parameters empfehlenswert.* Der Parameter für das freie Thyroxin kann bei fraglichen Werten in der gleichen Serumprobe durchgeführt werden. Alternativ kann von vornherein der freie Thyroxinspiegel bestimmt werden. Ist das Ergebnis in Übereinstimmung mit dem klinischen Befund, kann im allgemeinen die Untersuchung abgeschlossen werden.

Wenn keine eindeutige Einordnung der Befunde möglich ist, sollte sowohl bei grenzwertig erhöhtem Gesamt- bzw. FT_4-Spiegel *zusätzlich ein TRH-Test* durchgeführt werden, der im allgemeinen die richtige Funktionsdiagnose ermöglicht. Der TRH-Test ist wesentlich informativer in Grenzsituationen als die Bestimmung der Schilddrüsenhormonspiegel in gebundener bzw. freier Form. Er kann in mindestens 90% der Fälle helfen, bei grenzwertigen Befunden zwischen einer euthyreoten und einer hyper- bzw. hypothyreoten Stoffwechsellage zu unterscheiden.

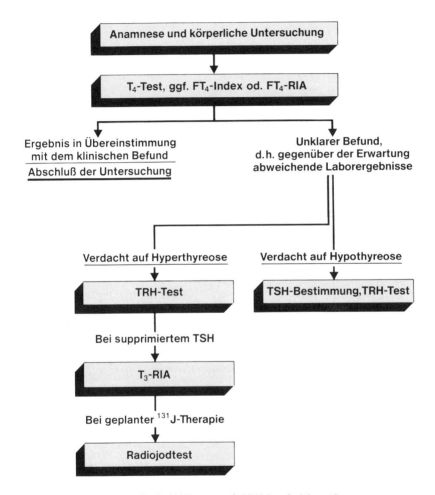

Abb. 10 Stufenprogramm für die Abklärung von Schilddrüsenfunktionsstörungen

Bei negativem Ausfall des TRH-Testes und Verdacht auf eine Hyperthyreose sollte zusätzlich eine *Trijodthyroninbestimmung* erfolgen. Ein Radiojodzweiphasentest ist allenfalls vor einer geplanten Radiojodtherapie noch erforderlich.

Die Diagnostik von Schilddrüsenerkrankungen sollte aber bei der Abklärung der Schilddrüsenfunktion nicht stehen bleiben. Als Voraussetzung für eine gezielte Therapie ist unbedingt auch eine morphologische Diagnose anzustreben. Hierzu dient die

3.3 in vivo-Schilddrüsendiagnostik

Wenn Lokalbeschwerden sowie Inspektions- und Palpationsbefund auf eine Schilddrüsenvergrößerung hinweisen, sind immer morphologische Untersuchungen erforderlich.

3.3.1 Ultraschalluntersuchung der Schilddrüse

Mit der Entwicklung von Ultraschallköpfen, die speziell für oberflächennahe Strukturen konzipiert sind, haben sich in den letzten Jahren technisch neue Möglichkeiten für die Analyse der Schilddrüsenmorphologie ergeben. Während es sich bei der *Szintigraphie der Schilddrüse* um eine *funktionstopographische Untersuchungsmethode* handelt, die ein zweidimensionales Summationsbild ergibt, ermöglicht die *Sonographie der Schilddrüse ein überlagerungsfreies dreidimensionales Strukturbild* der vorderen Halsregion (Abb. 11 a).

Das *gesunde Schilddrüsengewebe* hat eine charakteristische Echostruktur mit *gleichmäßig dichten Echos,* die sich gut von den die Schilddrüse umgebenden Geweben wie Haut, Muskeln, Gefäßen, Trachea, Knorpelspangen abgrenzen lassen (Abb. 11 a). Hat die Schilddrüse die charakteristische regelmäßig fein granulierte Echostruktur, kann mit hoher Wahrscheinlichkeit gesagt werden, daß das Schilddrüsenparenchym auch zur Hormonproduktion fähig ist in Übereinstimmung mit der Radionuklidanreicherung im Schilddrüsenszintigramm.

Mit der Sonographie ist es wie mit keiner anderen Methode (die Computertomographie ausgenommen) möglich, Größe und damit auch das *Gewicht des gesamten Organs oder von Anteilen der Schilddrüse zu bestimmen.* Vorteile gegenüber der Szintigraphie ergeben sich durch die zusätzliche exakte Erfassung der Tiefenausdehnung und von Formunregelmäßigkeiten der Lappen, besonders aber auch durch die Unabhängigkeit der Sonographie von der Fähigkeit des Schilddrüsengewebes zur Radionuklidspeicherung.

Die *blande Struma diffusa* zeigt das *Echomuster der gesunden Schilddrüse.* Dasselbe gilt für die disseminierte Autonomie. Dagegen findet man *bei* den *Autoimmunerkrankungen* – also sowohl bei der *Hyperthyreose vom Typ des Morbus Basedow* (Abb. 11 b) als auch bei der Hypothyreose infolge einer *Autoimmunthyreoiditis* häufig, aber nicht immer, eine das ganze Organ betreffende *diffuse Echoarmut.* Beim Morbus Basedow ist im Verlauf relativ häufig eine Aufhellung des Schallmusters zu beobachten, die möglicherweise als prognostisch günstiges Zeichen zu werten ist.

Das *autonome Adenom* stellt sich in etwa zwei Drittel der Fälle *echoarm* dar (Abb. 11 c), in dem restlichen Drittel echogleich oder echoreicher im Vergleich zum umliegenden Schilddrüsengewebe. Sehr häufig enthält das autonome Adenom zystische Anteile. Auch *das perinoduläre*, nicht der Autonomie unterliegende Schilddrüsengewebe *wird unabhängig von seinem Funktionszustand* stets vollständig bezüglich Lage, Größe und Form *dargestellt* und kann auch im Falle einer Suppression beurteilt werden.

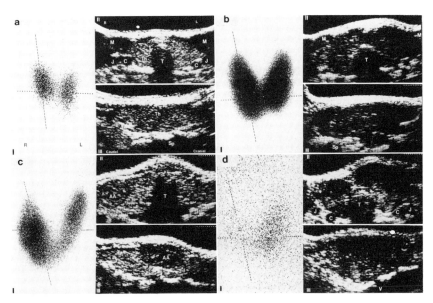

Abbildung 11

Gegenüberstellung typischer szintigraphischer Befunde (I) und sonographischer Bilder der Schilddrüse in Quer- (II) und Längsschnitten (III).

a) *Normale Schilddrüse*
 (I) Gammakamera-Szintigramm 15 Minuten nach i.v. Gabe von 1 mCi 99mTc-O_4
 (II) Transversales Sonogramm mit homogener Echostruktur im Bereich der Schilddrüse
 M = Halsmuskulatur
 J = Vena jugularis
 C = Arteria carotis
 Th = Thyreoidea
 T = Trachea
 (III) Longitudinaler Schnitt des rechten Schilddrüsenlappens mit homogener Echostruktur.

b) (I) *Struma diffusa,* intensive 99mTc-O_4-Anreicherung im Szintigramm
 (II) und (III) diffus verminderte Echointensität, typisch für Autoimmunerkrankungen der Schilddrüse wie beim Morbus Basedow (oder Hashimoto Thyreoiditis).

c) *Kompensiertes autonomes Adenom* im Bereich des mittleren Anteils des rechten Strumalappens mit „warmen" Knoten (I) im 99mTc-O_4-Szintigramm und echoarmen Knoten (AA) (II und III) im Sonogramm umgeben von Schilddrüsengewebe mit unauffälliger Echostruktur.

d) *Subakute Thyreoiditis,* verminderte Radionuklidanreicherung im 99mTc-O_4-Szintigramm der Schilddrüse (I), unregelmäßig inhomogene Echostruktur (II und III) innerhalb unauffälligem Schilddrüsengewebes als Ausdruck der Entzündung.

Die *subakute Thyreoiditis* (Abb. 11 d) ist geprägt durch eine *Echoarmut in den Teilen* der Schilddrüse, *die von der Entzündung betroffen sind*. Dabei ergeben sich unregelmäßig begrenzte echoarme Areale mit fließenden Übergängen zu normal strukturierten Anteilen, wobei zwischen der Ausprägung der Echoarmut und der Schwere der Erkrankung eine Korrelation besteht. Mit Abklingen der Entzündung zeigt sich wieder das Echomuster der gesunden Schilddrüse.

Für den Nachweis von *Schilddrüsenknoten* ist die Kombination Palpation-Sonographie der Kombination Palpation-Szintigraphie überlegen. Szintigraphisch auffällige Areale bei unauffälligem Palpations- und Sonographiebefund finden sich praktisch nie.

Von der durchschnittlichen Echostärke ausgehend lassen sich die Schilddrüsenknoten in *vier Grundkategorien* einteilen, wobei Mischbilder möglich sind:

– Bei *echofreien Knoten* handelt es sich mit großer Wahrscheinlichkeit um *Zysten* (Abb. 12 a), vor allem wenn die weiteren Kriterien einer Zyste nachweisbar sind: glatte Berandung bei runder oder ovaler Form und dahinterliegende Schallverstärkung (Abb. 12 b). Frische Einblutungen sind sonographisch nicht immer als Zysten zu erkennen, da die Form der Einblutung oft bizarr ist und auch die dahinterliegende Schallverstärkung bei Schilddrüsenzysten oft fehlt.

– Bei einem *starken Echo mit dahinterliegender Schallauslöschung* handelt es sich um *Kalkeinlagerungen* (Abb. 12 a), die in verschiedener Verteilung, Größe und Form innerhalb von meist diffusen oder knotig veränderten Strumen vorkommen. Sie sind insgesamt sehr häufig, ohne daß hieraus auf Benignität geschlossen werden kann.

– Im Vergleich zum gesunden Schilddrüsengewebe *echogleiche oder echoreichere Knoten* entsprechen in der Regel den im Strumaendemiegebiet häufigen *adenomatösen Knoten* als Endzustand des durch den Jodmangel induzierten Umbauprozesses (Abb. 12 c). Nur ganz vereinzelt finden sich in echoreichen Knoten Karzinome.

– Bei im Vergleich zum umliegenden Schilddrüsengewebe *echoärmeren Knoten* (Abb. 12 d) handelt es sich um zellreiche, *kolloidarme Knoten mit unterschiedlicher feingeweblicher Struktur unter Einschluß der Schilddrüsenkarzinome*. Eine weitergehende sonographische Differenzierung ist meist nicht möglich, es sei denn, der Knoten zeigt Zeichen eines invasiven Wachstums als Hinweis auf eine maligne Entartung.

Sowohl das papilläre als auch das follikuläre und das medulläre sowie das anaplastische Schilddrüsenkarzinom zeigen ein echoarmes Schallmuster. Das gleiche gilt für Schilddrüsenmetastasen anderer Malignome. Obwohl diese Schilddrüsenmalignome einen völlig unterschiedlichen Gewebsaufbau zeigen, ist ihnen beim jetzigen Kenntnisstand nur die mehr oder weniger starke Echoarmut gemeinsam.

Beim Vorliegen eines im Vergleich zum normalen Schilddrüsengewebe echoärmeren Knotens – dies sind nach unserer Erfahrung insgesamt ca. 40 % aller Knoten – ist zuerst szintigraphisch ein autonomes Adenom auszuschließen. Dies ist etwa in einem Viertel der Fälle möglich. Wenn auch das echoarme Reflektionsmuster für das Schilddrüsenkarzinom nicht pathognomonisch ist, ist ein solcher Befund, wenn er sich mit einem stoffwechselinaktiven Areal im Szintigramm, d. h. mit einem „kalten" Knoten deckt, solange als malignomverdächtig anzusehen, bis das Gegenteil bewiesen ist.

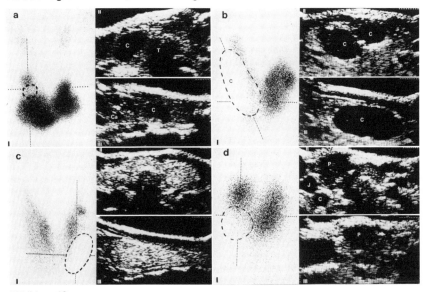

Abbildung 12

Gegenüberstellung typischer Szintigramme (I) und sonographischer Bilder bei Schilddrüsenknoten in Quer- (II) und Längsschnitten (III):

a) *Knotenstruma* mit szintigraphisch „kaltem" Knoten am rechten oberen Schilddrüsenpol (I), der im Sonogramm die typischen Zeichen einer Zyste (C), d. h. ein echofreies Areal (II und III) mit dahinterliegender Schallverstärkung zeigt. Daneben erkennt man im Längsschnitt (III) eine Calcification (Ca).

b) *Große Schilddrüsenzyste* mit szintigraphisch „kaltem" Areal im Bereich des rechten Strumaanteils (I), im Sonogramm (II und III) große, scharf abgegrenzte echofreie Areale (C). Durch Feinnadelpunktion konnten 12 ml hemorrhagischer Zystenflüssigkeit entleert werden.

c) *Struma nodosa* mit szintigraphisch „kaltem" Knoten am linken unteren Schilddrüsenpol (I), im Sonogramm (II und III) echoreiche Knoten (K), im Zytogramm unauffällige Thyreozyten bei funktionslosem Adenom.

d) *Papilläres Schilddrüsenkarzinom* im Bereich des rechten unteren Schilddrüsenanteils mit szintigraphisch „kaltem" Knoten (I), der sich im Sonogramm (II und III) echoarm (P) mit unregelmäßiger Berandung als Zeichen einer Infiltration in das umliegende Gewebe darstellt.

Aus der Gegenüberstellung von Szintigrammen und Sonogrammen in den Abbildungen 11 und 12 geht hervor, daß sich für die meisten der in Abb. 8 zusammengefaßten Schilddrüsenerkrankungen in einem hohen Prozentsatz ein typisches sonographisches Bild findet.

3.3.2 Schilddrüsenszintigraphie

Das Schilddrüsenszintigramm stellt ein zweidimensionales Funktionsbild der Schilddrüse dar. Überlagerungseffekte sind infolge Summation der bildgebenden Impulse nicht zu vermeiden.

Es ist heute unstrittig, daß ^{131}J in den für eine szintigraphische Untersuchung der Schilddrüse notwendigen Dosen von 50 bis 100 μCi wegen der damit verbundenen hohen Strahlenbelastung für das kritische Organ Schilddrüse nicht mehr verwendet werden sollte. Als Ausnahme ist die Szintigraphie der Schilddrüse *bei älteren Patienten* zu nennen, vor allem in Fällen, in denen eine *Radiojodtherapie geplant* ist, oder in Fällen, in denen *Metastasen* von Schilddrüsenkarzinomen aufgespürt werden sollen.

Physikalisch ideale Eigenschaften lassen das ^{123}J als *Radionulid der Wahl* erscheinen. Hohe Herstellungskosten, Kontamination mit langlebigen und höher energetischen Gammaquanten liefernden Radionukliden, beispielsweise ^{124}J, beeinträchtigen die Auflösung des Szintigrammes, so daß das ^{123}J *in der Praxis bisher leider kaum verwendet wird.*

In jeder nuklearmedizinischen Untersuchungseinheit steht jedoch heute *99m-Tc-Pertechnetat* zur Verfügung. Es hat bezüglich der Gammaenergie und der physikalischen Halbwertszeit ähnlich gute Eigenschaften wie das ^{123}J. Es wird nicht organisch von den Schilddrüsenhormonen gebunden, wodurch die Untersuchung auf den Jod-Trapping-Mechanismus eingeschränkt ist. Im allgemeinen werden ein bis zwei (bei größeren Strumen bis zu fünf) mCi 99mTc-0_4 verabreicht. Bei dieser Dosis beträgt die Strahlenbelastung der Schilddrüse 0,4 bis 0,8 rad, die Strahlenbelastung der Gonaden etwa 2 bis 4 mrad. Aufgrund der hohen Radioaktivitätsmenge sind die Pertechnetat-*Schilddrüsenszintigramme* gegenüber den Szintigrammen nach Radiojodgabe *detailreicher und schärfer.*

Die *zunehmende Verwendung einer Gammakamera* für die Schilddrüsenszintigraphie (Abbildungen 11 und 12) hat den Vorteil, daß das Auflösungsvermögen der Bilder wesentlich verbessert wird und darüber hinaus für die bessere Erkennung autonomer Bezirke innerhalb der Schilddrüse eine *quantitative Szintigrammauswertung* möglich ist.

Da *Jodid-Clearance* und *Pertechnetat-Aufnahme* der Schilddrüse miteinander korrelieren, kann auch nach Gabe von 99mTc-Pertechnetat indirekt eine Abschätzung der Jodid-Clearance erfolgen. Durch elektronische Ausblendung der Schilddrüse wird an der Gammakamera die prozentuale 99mTc-0_4-Aufnahme in der Schilddrüse in Prozent der verabreichten Radioaktivitätsmenge, z. B. 20 Minuten nach der intravenösen Injektion im Rahmen der Schilddrüsenszintigraphie bestimmt.

Bei Patienten mit *knotig veränderten Schilddrüsen* kann die Szintigraphie (Abb. 11 und Abb. 12) *drei typische Ergebnisse* haben:

Es kann sich ein *funktionsloser, d. h. "kalter" Knoten* als Ausdruck destruierender Gewebsprozesse finden. Kalte Knoten finden sich in über der Hälfte aller knotig veränderten Strumen, jedoch sind hiervon je nach Selektion des Krankengutes im Mittel weniger als 5 % maligne entartet. Meist handelt es sich um die sonographisch gut erkennbaren inaktiven, gutartigen Adenome, degenerative Prozesse wie Blutungen, Zysten, Fibrosierungen und Verkalkungen der Schilddrüse.

Als zweites kann das Szintigramm eine mehrknotige Struma mit *multiplen "kühlen" bzw. "kalten" Arealen* zeigen. Dies ist in etwa einem Drittel aller Untersuchungen der Fall.

Ein derartiger szintigraphischer Befund ist nicht selten, selbst wenn bei der klinischen Untersuchung nur ein Knoten getastet werden konnte. Aber auch diese Knoten können im allgemeinen bereits sonographisch gut differenziert werden (Abb. 12).

Schließlich kann in etwa 10 % der Fälle das Szintigramm einen *"warmen"* (Abb. 11 c) *bzw. "heißen" Knoten* aufdecken, der den radioaktiven Indikator vermehrt gegenüber dem umliegenden Gewebe aufnimmt. Meist handelt es sich um autonome Adenome, die nur selten maligne entartet sind.

Da die Diagnose von nicht mit einer Hyperthyreose einhergehendem autonomem Schilddrüsengewebe schwierig und die qualitative Szintigraphie der Schilddrüse oft nicht verläßlich ist, sollte zur weiteren Abklärung in solchen Fällen ein *Wiederholungsszintigramm nach Suppression der thyreotropen Aktivität* durch mehrtägige orale Gabe von synthetischem Schilddrüsenhormon durchgeführt werden, z. B. 14 Tage lang täglich 200 µg L-Thyroxin, 5 bis 10 Tage lang täglich 100 µg L-Trijodthyronin oder eine Woche vor dem Wiederholungsszintigramm eine besser kontrollierbare Einzeldosis von 3 mg L-Thyroxin. Kommt im Wiederholungsszintigramm das neben einem warmen Knoten liegende Schilddrüsengewebe nicht mehr zur Darstellung, während der Knoten unbeeinflußt durch die Schilddrüsenhormonmedikation weiterhin den radioaktiven Indikator vermehrt aufnimmt, ist im allgemeinen die Diagnose eines kompensierten autonomen Adenoms der Schilddrüse gesichert.

Nachdem mit der Sonographie und der Szintigraphie zwei unterschiedliche Verfahren zur morphologischen Untersuchung der Schilddrüse zur Verfügung stehen, läßt sich nach dem heutigen Kenntnisstand die Frage, *wann die Sonographie mit Vorteil zusätzlich zur Szintigraphie oder diese ersetzend angewandt werden sollte,* folgendermaßen beantworten:

Zunächst wird man bei morphologischen Schilddrüsenuntersuchungen *im Kindesalter und während der Gravidität* die Anwendung ionisierender Strahlen vermeiden und sich nach Möglichkeit *mit einer Sonographie begnügen.*

Die *Sonographie* dient weiterhin zur Feststellung des Vorhandenseins oder Fehlens szintigraphisch nicht darstellbaren Schilddrüsengewebes, der *Beur-*

teilung der Schilddrüsengesamtgröße oder der Größe von Schilddrüsenknoten, *besonders im Verlauf unter* thyreosuppressiver *Therapie* oder vor einer Radiojodtherapie zur Berechnung der für die Behandlung erforderlichen ^{131}J-Menge.

Die *Sonographie eignet sich* darüber hinaus hervorragend *zur Aufdeckung nicht palpabler Schilddrüsenknoten.* Echoarme, solide Knoten müssen hierbei solange als malignomverdächtig angesehen werden, bis die Benignität als erwiesen gelten darf.

Bei Vorliegen einer Hyperthyreose kann bei diffuser Echoarmut das Vorliegen eines Morbus Basedow angenommen werden, auch wenn andere Hinweise für dieses Krankheitsbild fehlen. Damit kann eine disseminierte Autonomie als Ursache der Hyperthyreose ausgeschlossen werden.

Das Vorliegen einer nicht iatrogenen Hypothyreose spricht bei *diffuser Echoarmut* für eine *Autoimmunthyreoiditis.*

Bei allen knotigen Veränderungen der Schilddrüse ist eine weitere szintigraphische Abklärung erforderlich (Abb. 13). Denn auch Ultraschallgeräte sind keine ,,Mikroskope", und aufgrund von sonographischen Bildern kann ebensowenig wie aufgrund von Szintigrammen eine sichere Aussage zur Dignität von Schilddrüsenläsionen gemacht werden. Trotzdem *stellt die Sonographie,* die mit außerordentlich niedrigen Kosten und ohne Strahlenrisiko einfach durchgeführt werden kann, im Rahmen der differenzierten Diagnostik der Schilddrüse *neben der Szintigraphie ein teils komplementäres, teils aber auch konkurrierendes wertvolles Untersuchungsverfahren* dar. In diesem Sinne ist auch die Stellungnahme der Arbeitsgemeinschaft Schilddrüse der Deutschen Gesellschaft für Nuklearmedizin zur Ultraschalluntersuchung der Schilddrüse zu verstehen:

,,Die funktionell-topographische Darstellung des Schilddrüsengewebes im Szintigramm wird ergänzt durch die rein morphologische Abbildung im Sonogramm. Auf die szintigraphische Untersuchung kann gegebenenfalls verzichtet werden bei palpatorisch unauffälliger Schilddrüse und bei juveniler Struma mit euthyreoter Funktion. Die szintigraphische und sonographische Untersuchung haben unmittelbar aufeinander zu erfolgen und bedürfen einer speziellen Ausbildung und Erfahrung bei der Durchführung und Interpretation beider Untersuchungsverfahren. Für die Schilddrüsensonographie ist eine spezielle Gerätekonfiguration Voraussetzung, zum Beispiel ein Schallkopf für oberflächennahe Strukturen mit einer Frequenz von mindestens 5 MHz."

3.3.3 Schilddrüsenzytologie

Palpatorisch, sonographisch und szintigraphisch auffällige Knoten erfordern in jedem Fall eine weitere Abklärung, z. B. durch eine *gezielte Feinnadelpunktion.* Die schnell und ambulant durchführbare, nahezu komplikationslose Aspirationszytologie ist von großer differentialdiagnostischer Hilfe.

Durch die Aspirationsbiopsie gelingt es nicht nur, benigne von malignen Tumoren zu differenzieren, sondern die unterschiedlichen Typen der Thyreoiditis und der Schilddrüsenkarzinome wahrscheinlich zu machen, so daß hieraus therapeutische Konsequenzen abgeleitet werden können. Voraussetzung sind allerdings immer eine gute Punktionstechnik und vor allem ein erfahrener Zytologe.

Es handelt sich in erster Linie um eine *morphologische Orientierungsuntersuchung.* Sie hat für den Ausschluß bösartiger Befunde nur mit Einschränkung Beweischarakter und erfordert im Falle operativer Zurückhaltung dringend die fortlaufende Überwachungskontrolle. Jedoch kann generell gesagt werden, daß es sich bei den meisten Punktaten um gutartige Veränderungen (Gruppe I oder II), selten um entzündliche Veränderungen (Gruppe II) und extrem selten um zweifelhaft abnorme Zellen mit Zellanomalien, Kerngrößenvariabilität (Gruppe III), verdächtige Zellatypien mit Malignitätsverdacht (Gruppe IV) und eindeutige Tumorzellen (Gruppe V) handelt (Farbtafeln V 1 und VII 1)

Falsch verdächtige Befunde sind, will man differenzierte follikuläre Karzinome erfassen, in Kauf zu nehmen, da manche gutartige Adenome von Karzinomen mit follikulärer Architektur zytologisch nicht sicher unterschieden werden können. Die Rate *falsch negativer Resultate* liegt im Mittel bei 10 % und schwankt je nach Präselektion und wahrscheinlich bedingt einerseits durch die unterschiedliche Erfahrung sowie andererseits durch die unterschiedliche regionale Verteilung der Schilddrüsentumoren. Da nicht alle zytologisch negativ beurteilten Fälle histologisch abgeklärt werden, ist eine genaue Aussage über die Ausschlußwahrscheinlichkeit nicht möglich. In Zweifelsfällen sowie bei Häufung von Risikofaktoren sollte trotz eines unverdächtigen zytologischen Ergebnisses eine operative Klärung angestrebt werden.

3.3.4 Stufenprogramm für die morphologische Schilddrüsendiagnostik

Da durch die modernen Verfahren der morphologischen Schilddrüsendiagnostik die Zahl der Schilddrüsenknoten absolut und auch in Relation zur Gesamtzahl der Strumaoperationen steigt, wird folgende diagnostische Strategie bei Strumen empfohlen (Abb. 13):

Bei tastbarer Struma sollte *zunächst eine sonographische Untersuchung* der Schilddrüse erfolgen. Findet sich lediglich eine diffus vergrößerte Struma mit normalem Echomuster, kann auf weitere morphologische Untersuchungsverfahren verzichtet werden. Das gleiche gilt bei diffus echoarmem Muster bei der Sonographie, da durch diese charakteristischen Bilder eine Basedow-Hyperthyreose oder Thyreoiditis wahrscheinlich gemacht werden und die weitere Abklärung durch entsprechende Laboruntersuchungen, ggf. bei der Thyreoiditis durch eine Feinnadelpunktion durchzuführen ist.

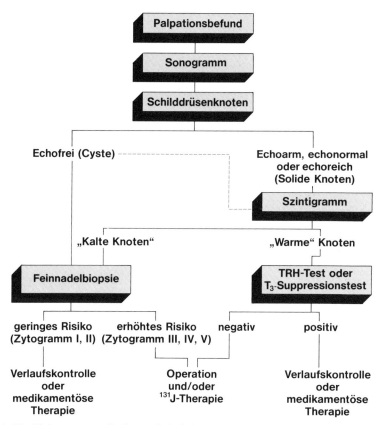

Abb. 13 Stufenprogramm für die morphologische Abklärung einer Schilddrüsenveränderung mit Sonographie, Szintigraphie, Feinnadelpunktion und Schilddrüsenfunktionsdiagnostik sowie Darstellung der sich aus den Ergebnissen abzuleitenden therapeutischen Konsequenzen.

Bei der Struma diffusa et multinodosa mit regressiven Veränderungen ermöglicht die Szintigraphie häufig eine übersichtlichere Darstellung der vergrößerten Schilddrüse als die Sonographie.

Findet sich ein umschriebenes echofreies Areal wie bei einer Schilddrüsenzyste, kann auf eine Schilddrüsenszintigraphie verzichtet und ggf. eine Feinnadelpunktion durchgeführt werden, wobei sich im allgemeinen eine Kolloidzyste oder Blutungszyste findet.

Sind Knoten echoarm, echonormal oder auch echoreich, sollte als nächster Untersuchungsschritt die Schilddrüsenszintigraphie folgen. Stellen sich die *Knoten „kalt"* dar, kann in der Mehrzahl der Fälle mit anamnestisch bzw. klinisch unauffälligen Strumaknoten durch die Feinnadelpunktion mit Nachweis normaler Thyreozyten oder benigner, meist degenerativer regressiver Veränderungen innerhalb der Schilddrüse (Zytogramme der Gruppe I und II) eine prophylaktische Strumektomie vermieden und, ähnlich wie bei diffusen Strumen, eine konservative Behandlung mit Schilddrüsenhormonen zur Suppression der thyreotropen Aktivität bzw. Entlastung der Schilddrüse eingeleitet werden.

Nur in etwa 10 % der Fälle ist aufgrund des Zytogramms bzw. aufgrund anamnestischer oder klinischer Risiken eine Indikation zur operativen Abklärung kalter Knoten gegeben, ohne daß in allen Fällen tatsächlich bei der Operation ein Malignom nachgewiesen wird. So ist durch den *planmäßigen Einsatz einer* zuverlässigen *Zytodiagnostik* heute nur noch bei etwa jedem zehnten Patienten eine Operation und histologische Abklärung erforderlich, wobei sich dann bei etwa jedem vierten Falle tatsächlich ein Schilddrüsenmalignom nachweisen läßt.

Findet sich ein *warmer Knoten,* sind zur Abklärung der Stoffwechsellage ein TRH-Test und ggf. ein Szintigramm nach Suppression der thyreotropen Aktivität erforderlich. Wird ein dekompensiertes autonomes Adenom nachgewiesen, ist eine Indikation zur Operation oder Radiojodtherapie gegeben.

Bei positivem Ausfall der Teste und fehlender klinischer Symptomatik kann bei ,,warmen" Knoten eine abwartende Haltung eingenommen werden. Wenn es sich lediglich um eine Gewebshyperplasie im Sinne einer kugelig umgeformten Schilddrüse handelt, kann auch eine Schilddrüsenhormontherapie eingeleitet werden.

Vor operativen Eingriffen sollte die morphologische Schilddrüsendiagnostik durch eine *Röntgenuntersuchung der Trachea, ggf. auch des Ösophagus* ergänzt werden. Bei retrosternal reichenden Strumen ist die Röntgencomputertomographie von großer Hilfe.

Spezielle Stufenprogramme für die Abklärung der anschließend besprochenen Schilddrüsenerkrankungen finden sich in den einzelnen Kapiteln.

4 Blande Struma

Die blande Struma, die häufigste Schilddrüsenveränderung, ist nach der Definition der Sektion Schilddrüse der Deutschen Gesellschaft für Endokrinologie eine Schilddrüsenvergrößerung, die *,,nicht entzündlich und nicht maligne ist* und eine *euthyreote Stoffwechselsituation* unterhält".

4.1 Ursachen der blanden Struma

Die umständliche Definition im Sinne eines Ausschlusses anderer mit Schilddrüsenvergrößerung einhergehender Erkrankungen läßt erwarten, daß die *Ätiologie* der blanden Struma *vielgestaltig* sein muß mit fließenden Übergängen zu anderen Krankheitsbildern. Die *gemeinsame pathogenetische Ursache* aller Schilddrüsenvergrößerungen ist eine *Minderversorgung der Körperperipherie mit wirksamem Schilddrüsenhormon.*

Als *Hauptursache* der blanden Struma gilt der *endemische Jodmangel* (Abb. 1). Sinkt die tägliche Jodzufuhr in ausgeprägten Jodmangelgebieten auf Werte unter 70 µg, verzehrt sich der Jodvorrat der Schilddrüse rasch, und es resultiert eine verminderte Hormonsekretion in die Blutbahn. *Die erniedrigten Schilddrüsenhormonspiegel* bzw. deren freie Fraktionen *sind* nach heutiger Vorstellung *der entscheidende Reiz zur gesteigerten Sekretion des thyreotropen Hormons TSH* aus dem Hypophysenvorderlappen. Jodverarmte Schilddrüsen sind besonders empfindlich gegenüber geringen phasenhaft vermehrten TSH-Stimulationen in Perioden des latenten Schilddrüsenhormonmangels.

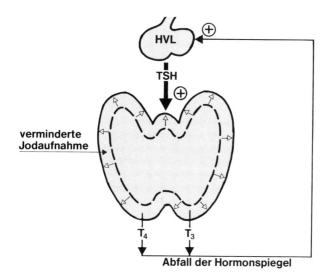

Abb. 14 Schematische Darstellung der Entstehung einer Jodmangelstruma

Die Schilddrüse reagiert auf diesen Stimulus entweder normal, d. h. mit einer bedarfsgerechten Hormonproduktion, oder „falsch", d. h. mit einer Struma im Sinne einer Anpassungshyperplasie, die im Anfang diffus, bei Fortbestand des Jodmangels knotig verändert ist (Abb. 14).

Mit der Einschränkung, daß auch in Jodmangelgebieten andere strumigene Substanzen (in Nahrung, Wasser, Medikamenten) und angeborene Jodfehlverwertungsstörungen ursächlich – auch im Sinne einer Potenzierung – für die Kropfentwicklung verantwortlich gemacht werden können, stellt der Jodmangel die Hauptursache der endemischen Struma dar. Eine Krankheit wird dann als endemisch bezeichnet, wenn mehr als 10 % der Bevölkerung betroffen sind. In der Bundesrepublik Deutschland ist eine mittlere Kropffrequenz von etwa 15 % nachweisbar (Abb. 1).

Das Strumavorkommen nimmt mit dem Lebensalter zu. Frauen sind häufiger als Männer betroffen, wobei sich die Struma bevorzugt in Phasen hormoneller Umstellung wie Pubertät, Gravidität und Menopause manifestiert. *Ein Wachstumsschub entsteht jeweils bei vermehrtem Schilddrüsenhormonbedarf oder Intensivierung einer Kropfnoxe.*

Während nach der Definition der blanden Struma hypo- bzw. hyperthyreote Strumen jeder Genese nicht in dieses Kapitel gehören, ist eine Abgrenzung gegen latente Hypo- bzw. Hyperthyreosen oft schwierig. Akzeptiert man, daß die Struma unter phasenhaft vermehrter TSH-Stimulation in Perioden des klinisch latenten Schilddrüsenhormonmangels entsteht, muß man annehmen, daß *bei einem Teil der Patienten* mit „blander Struma" *eine latente Hypothyreose* vorliegt, ohne daß klinisch Symptome der manifesten Schilddrüsenunterfunktionen nachweisbar sind.

Umgekehrt kann das bereits in der normalen Schilddrüse zu beobachtende Nebeneinander von aktiven und ruhenden Follikeln dazu führen, daß sich als autoregulatorische Fehlanpassung an den alimentären Jodmangel autonomes Schilddrüsengewebe, wahrscheinlich infolge der über lange Zeit erfolgenden Stimulation durch das übergeordnete thyreotrope Hormon TSH, entwickelt. Das gewucherte neugebildete Kropfgewebe nimmt häufig knotige Beschaffenheit an, geht zum Teil zugrunde, wobei in der Schilddrüse narbige, regressiv veränderte Bezirke zurückbleiben, die sich im Schilddrüsenszintigramm als „kalte" Areale darstellen. Es können sich aber auch „heiße" Knoten finden, da unter dem TSH-Reiz einzelne Follikelgruppen zu überaktiven Knoten proliferieren, die bevorzugt das jodärmere und stoffwechselaktivere der beiden Schilddrüsenhormone, das Trijodthyronin, zum Ausgleich des Jodmangels bilden. *Die intrathyreoidale, disseminierte oder lokalisierte funktionelle Autonomie, eine Maladaptation des Schilddrüsengewebes an den endemischen Jodmangel, führt zur latenten,* später manifesten *Hyperthyreose* und sollte nicht der einfachen blanden Struma zugeordnet werden. Mit den heute zur Verfügung stehenden Methoden ist es jedoch oft nicht möglich, die zahlreichen Probleme in der Pathogenese der blanden Struma und die Abgrenzung zu ihren Folgekrankheiten in jedem Einzelfall befriedigend zu lösen.

Wird jedoch der Jodmangel durch zusätzliche Verabreichung von Jodid, z. B. durch Gabe jodhaltiger Schilddrüsenhormone, jodhaltiger anderer Medikamente, vor allem jodhaltiger Röntgenkontrastmittel ausgeglichen, kann bei Patienten, deren Schilddrüsen größere Anteile autonomen Gewebes enthalten, eine jodinduzierte Hyperthyreose entstehen. Die wichtigsten jodhaltigen Medikamente bzw. Röntgenkontrastmittel sind in Tab. 10 im Anhang zusammengestellt.

Von der *Entwicklung einer jodinduzierten Hyperthyreose* sind vor allem ältere Patienten bedroht, da bei Persistieren des Jodmangels die Strumen der Patienten mit zunehmendem Alter größer und knotiger werden, wobei auch der Anteil an autonomem Schilddrüsengewebe in den Knoten zunimmt (siehe Kapitel 5).

4.2 Einteilung der blanden Struma

Nach den Richtlinien der Weltgesundheitsorganisation (WHO) liegt eine Struma dann vor, wenn die Seitenlappen der Schilddrüse größer sind als die Endphalangen der Daumen der untersuchten Person. Alle bisher zur Beurteilung der Schilddrüsengröße angewandten Verfahren waren weitgehend subjektiv und willkürlich. Durch die systematische Anwendung der Ultraschalluntersuchung der Schilddrüse scheinen jetzt objektive Größenbestimmungen möglich.

Für epidemiologische Zwecke wird nach der Definition der Weltgesundheitsorganisation folgende *Größeneinteilung* vorgenommen:

Stadium 0: Keine Struma
Stadium I: Tastbare Struma
Stadium Ia: Bei normaler Kopfhaltung ist die Struma nicht sichtbar.
Stadium Ib: Die Struma wird bei voll zurückgebeugtem Hals sichtbar – oder: kleiner Strumaknoten bei sonst normal großer Schilddrüse
Stadium II: Struma bei normaler Kopfhaltung bereits sichtbar
Stadium III: Sehr große Struma mit lokalen Stauungs- und Kompressionszeichen

Für die Klinik bewährt sich folgende Einteilung:

– *Struma diffusa* mit gleichmäßiger (parenchymatöser und/oder kolloidaler) Hyperplasie
– *Struma diffusa mit knotiger Hyperplasie.* Die kleinen Adenomknoten in einer hyperplastischen Schilddrüse sind oft klinisch noch nicht nachweisbar.
– *Struma nodosa mit umschriebenen, klinisch bereits tastbaren Adenomen,* die funktionstüchtig oder degenerativ verändert (inaktive Adenome, Blutungen, Zysten, Verkalkungen) oder autonom umgewandelt sein können.

4.3 Symptome der blanden Struma

Eine Struma verursacht häufig keine oder nur geringe subjektive Beschwerden. Oft werden Kropfträger erst durch den untersuchenden Arzt auf die Schilddrüsenvergrößerung aufmerksam gemacht oder suchen aus kosmetischen Gründen einen Arzt auf.

Die Beschwerden beziehen sich im wesentlichen auf die lokalen Erscheinungen wie *Druck-, Enge- und Kloßgefühl,* Mißempfindungen beim Tragen hochschließender Kleider, Schluckbeschwerden, Luftnot bei Belastung und in Ruhe.

Ausgeprägtere Symptome wie Atemnot mit und ohne Stridor, Heiserkeit, Schluckbeschwerden, obere Einflußstauung und sehr selten ein einseitiges Horner-Syndrom entstehen als Komplikationen im allgemeinen erst dann, wenn die Struma die Nachbarorgane wie Trachea, Rekurrensnerven, Ösophagus, Halsvenen u. a. mechanisch beeinträchtigt.

Die *Anamnese* sollte die Herkunft des Patienten (Kropfendemiegebiet?), die Einnahme strumigener Medikamente (Thyreostatika? Lithium? Antirheumatika?) und die Durchführung früherer Schilddrüsenbehandlungen (Schilddrüsenhormone? Operation? Radiojod?) berücksichtigen. Der Patient sollte über den Zeitpunkt der Kropfentstehung und über Phasen verstärkten Strumawachstums (Pubertät? Gravidität? Klimakterium? Infektion? Streß?) befragt werden. Angaben der wechselnden Strumagröße, besonders die Zunahme des Halsumfanges bei Belastungen, sowie Angaben, ob die Struma schmerzhaft ist, ob sie mechanische Symptome verursacht, ob sie rasch größer wurde, sind diagnostisch wichtig.

4.4 Klinische Befunde bei blander Struma

Die körperliche Untersuchung berücksichtigt zunächst die geklagten Lokal- und Allgemeinbeschwerden. Die Größe des Kropfes (Farbtafel I, 1.) sollte entsprechend den o. g. Stadien durch Inspektion, Palpation und Auskultation erfolgen. Es werden folgende Feststellungen getroffen:

- *Art der Struma* (diffus, knotig, rezidiviert)
- *Konsistenz der Struma* (weich, prall, derb)
- *Verschieblichkeit der Struma*
- *Haut über der Struma* (verschieblich)
- *Lokale mechanische Störungen (Trachea, Ösophagus, venöser Abfluß)*
- *Stridorgeräusch* über der Trachea
- *Halsumfang*

Es ist nicht möglich, die Diagnose ,,blande Struma" allein durch die Untersuchung der Struma zu stellen. Die Untersuchung eines Strumapatienten muß zum Ziel haben, alle anderen Ursachen für eine Schilddrüsenvergrößerung auszuschließen wie die Autonomie der Schilddrüse, die Basedow-Hyperthyreose, eine Thyreoiditis, eine Hypothyreose oder eine Struma maligna.

Zur Untersuchung eines Patienten mit Struma gehört daher auch eine *körperliche Allgemeinuntersuchung,* um einerseits Hinweise für die Stoffwechselsituation zu erhalten und andererseits andere, evtl. schwerwiegendere, nicht thyreoidale Erkrankungen zu erkennen.

4.5 In vitro-Diagnostik

Die wichtigste Entscheidung, die bei der Differentialdiagnostik von Schilddrüsenerkrankungen getroffen werden muß, ist die Frage, ob eine euthyreote oder hyper- bzw. hypothyreote Stoffwechsellage vorliegt. Darüber hinaus wird die ,,blande" Eigenschaft der Struma durch den Ausschluß entzündlicher bzw. maligner Veränderungen bestätigt. Zur Beschreibung des euthyreoten Zustandes sind in der Regel eine Bestimmung des Gesamtthyroxin-Spiegels im Serum und bei Verdacht auf Anomalien der Bindungsproteine im Serum ein Parameter für das freie Thyroxin ausreichend. *Bei blanden Strumen liegt der Thyroxinwert in der unteren Hälfte des Normbereiches.* Der Trijodthyronin-Spiegel liegt dagegen meist im Normbereich oder gering darüber als Ausdruck einer kompensatorischen Trijodthyronin-Mehrproduktion bei alimentärem Jodmangel.

Bei Krankheiten mit bekannter Beziehung zu Schilddrüsenfunktionsstörungen oder die Schilddrüsenfunktion beeinflussenden diagnostischen bzw. medikamentösen Maßnahmen erfordert die Diagnose ,,Euthyreose" je nach Beeinträchtigung und Risiko des Patienten einen steigenden diagnostischen Aufwand. Ein positiver TRH-Test schließt zwar eine Hyperthyreose mit Sicherheit aus. Wenn aber nur ein Teil der Thyreozyten im Sinne einer latenten Autonomie umgewandelt ist, der Patient aber euthyreot ist, kann der TRH-Test noch positiv ausfallen (s. Abb 19). Negative TRH-Teste sollten zu besonderer Vorsicht Anlaß geben und als Ausdruck einer möglichen latenten Hyperthyreose gewertet werden.

Während man bei kleineren diffusen Strumen und dem klinischen Eindruck einer Euthyreose im allgemeinen mit der Bestimmung des Thyroxinspiegels und ggf. einem Parameter für das freie Thyroxin in der Diagnostik auskommt, ist *bei größeren Strumen, vor allem bei knotig veränderten Strumen,* sowie bei allen Rezidivstrumen der *TRH-Test angezeigt* für den Ausschluß einer klinisch noch latenten Hyperthyreose oder umgekehrt einer klinisch latenten Hypothyreose.

Ein überschießender Anstieg des TSH im TRH-Test legt den Verdacht auf eine latente oder auch manifeste Hypothyreose nahe.

Da bei blander Struma Schilddrüsenautoantikörper nicht vermehrt gefunden werden, ist bei Verdacht auf eine Thyreoiditis die Bestimmung dieser Antikörper zur differentialdiagnostischen Abgrenzung geeignet.

Bei jeder Ausschlußdiagnose ist eine Restunsicherheit unvermeidbar, jedoch akzeptabel, wenn man bedenkt, daß die aufmerksame Verlaufsbeobachtung in der überwiegenden Mehrzahl der Fälle rechtzeitig erkennen läßt, daß zu Unrecht eine blande Struma angenommen wurde.

4.6 In vivo-Diagnostik

Nuklearmedizinischen in *vivo-Funktionstests* kommt in der Diagnostik der blanden Struma zur Absicherung der euthyreoten Funktionslage heute nur noch eine untergeordnete Bedeutung zu. Falls bei einzelnen Patienten mittels der Schilddrüsen-in-vitro-Tests eine eindeutige Abklärung der Schilddrüsenfunktion nicht möglich ist, kann eine Jodid-Clearance mit ^{123}J (oder ein Clearance-Äquivalent mit 99mTcO$_4$), evtl. auch nach Schilddrüsenhormonsuppression, zur Sicherung der Diagnose beitragen. Der Radiojodzweiphasentest unter Verwendung von ^{131}J ist heute nicht mehr erforderlich.

Die rein *morphologische Diagnostik* sollte mit der einfachen, nicht invasiven *Ultraschalluntersuchung* der Schilddrüse beginnen. Die blande Struma diffusa zeigt die gleichmäßig dichte Echostruktur der gesunden Schilddrüse. Gutartige Adenome stellen sich meist als echoreiche Knoten dar. Kolloidzysten kommen dagegen als echofreie Areale zur Darstellung, während sich Schokoladenzysten nahezu echofrei darstellen mit einzelnen Reflexen innerhalb der Zyste. Kalkeinlagerungen verursachen einen kräftigen Reflex mit dahinter liegender Schallauslöschung.

Aufgrund der faszinierenden Möglichkeiten der Sonographie kann bei eindeutigen Befunden auf ein Szintigramm der Schilddrüse verzichtet werden, dies vor allem bei sicher diffusen Strumen des Größengrades I und zum Teil auch noch bei Strumen der Größe II bei jugendlichen Patienten sowie bei Schwangeren. Bei Knotenstrumen sollte mit Ausnahme von sonographisch sicher nachgewiesenen Zysten (echofreie Areale) bei echoreichen, echonormalen und echoarmen Arealen eine *Schilddrüsenszintigraphie,* bevorzugt mit 99mTcO$_4$ (oder ^{123}J) nach der in Abb. 13 dargestellten Strategie zur Anwendung kommen.

Bei *warmen Arealen* bzw. isoliert speichernden Schilddrüsenbezirken ist die Untersuchung im Sinne einer Differentialdiagnose zwischen inhomogen speichernden blanden Strumen einerseits und autonomen Adenomen andererseits (s. Kapitel 5) zu erweitern.

Bei szintigraphisch *kalten Arealen* innerhalb einer Struma, darüber hinaus aber auch bei jedem klinisch bzw. sonographisch verdächtigen Knoten (bei autonomen Adenomen nur in Ausnahmefällen) sollte eine Feinnadelpunktion mit zytologischer Untersuchung (vor allem zum Ausschluß einer Thyreoiditis bzw. einer Struma maligna) erfolgen. Auch eine Schilddrüsenzyste sollte durch Punktion und zytologische Analyse der Zystenflüssigkeit sowie des neben der Zyste liegenden Gewebes untersucht werden.

Bei jeder knotigen Struma und im Falle mechanischer Beschwerden oder Symptomen sollten *Trachea-Spezialaufnahmen* (Farbtafel I, 2), ein *Ösopha-*

gus-Breischluck und evtl. eine *Röntgenaufnahme des Thorax,* ggf. auch eine Computertomographie in Erwägung gezogen werden. Laryngoskopische Untersuchungen und eine Lungenfunktionsprüfung können ebenfalls angezeigt sein.

4.7 Therapie der blanden Struma

Eine Verkleinerung einer blanden Struma bzw. ein Wachstumsstillstand kann *auf vier Wegen* erreicht werden:

– durch Behandlung mit Schilddrüsenhormon,
– durch Behandlung mit Jodid,
– durch Operation,
– durch Gabe von Radiojod.

Klinischer Befund, vor allem Größe und Beschaffenheit der Struma, Alter des Patienten, Risikobelastung und nicht zuletzt individuelle Faktoren wie Mitarbeit des Patienten bestimmen letztlich die Auswahl der zum Teil konkurrierenden und sich ergänzenden therapeutischen Verfahren.

Für die Therapiewahl sind verschiedene Faktoren ausschlaggebend: Erst- oder Rezidivstruma, Strumagröße und -beschaffenheit, Lokalisation der Struma, besondere Lebensphasen (Pubertät, Gravidität), Lebensalter, Komplikationen und extrathyreoidale Begleiterkrankungen.

4.7.1 Jodprophylaxe und -behandlung der blanden Struma

Die Entwicklung der Jodmangelstruma könnte weitgehend vermieden werden, wenn durch zusätzliche Gabe von Jod das alimentäre Joddefizit ausgeglichen würde. Die Effektivität der Jodprophylaxe ist weltweit belegt. In allen Kontinenten der Erde haben viele Staaten erfolgreiche Programme zur vorbeugenden Bekämpfung der endemischen Struma realisiert. Hierbei hat sich jodiertes Speisesalz als Vorbeugungsmittel gegen den Jodmangelkropf am besten bewährt, da es in immer gleicher Menge von der Bevölkerung verwendet wird. *Jodiertes Speisesalz stellt ein ideales Transportmittel für die zusätzliche Zufuhr des in Nahrung und Trinkwasser fehlenden Jods dar.*

Überträgt man die weltweit positiven Erfahrungen der Jodprophylaxe auf die Verhältnisse in der Bundesrepublik, kann *durch die Verwendung jodierten Kochsalzes,* das im Mittel 20 mg Jod als Kaliumjodat pro kg Salz enthält und bei einer durchschnittlichen Zusalzmenge von 5 g pro Tag und Kopf das Joddefizit von täglich etwa 100 µg sicher ausgleicht, mit einer Reduktion der Kropfhäufigkeit von derzeit im Mittel 15 % auf eine Rate von etwa 3 % Restkröpfe, für die andere kropfbildende Faktoren als Jodmangel angenommen werden müssen, erreicht werden, d. h. eine *Reduktion der Kropfhäufigkeit auf etwa* $1/5$. Dieses Ziel ist allerdings erst langfristig zu erreichen, da lediglich die Entstehung eines Jodmangelkropfes durch eine Verbesserung der alimentären Jodversorgung verhütet werden kann, während ein vorhandener Jodmangelkropf durch Jod alleine bei Erwachsenen meist nicht mehr beseitigt werden kann.

Die gesetzlichen Grundlagen für eine wirksame Kropfprophylaxe mit Hilfe jodierten Speisesalzes wurden durch eine Änderung der Diätverordnung kürzlich wesentlich verbessert, indem der Warnhinweis „nur bei ärztlich festgestelltem Jodmangel zu verwenden" durch die erlaubte Aussage „geeignet zur Verhütung und Behandlung von Jodmangel" auf den Jodsalzpackungen ersetzt wurde. Außerdem wurde der Jodgehalt der jodierten Speisesalze auf 15 bis 25 mg Jod pro kg Kochsalz angehoben. Im Gegensatz zu unseren Nachbarländern wurde jedoch das jodierte Speisesalz nicht als Regelsalz eingeführt, so daß es von der kontinuierlichen Aufklärung der Bevölkerung abhängt, ob es gelingt, vor allem die jüngeren Menschen zur vollständigen freiwilligen Benutzung des Jodsalzes zu bringen und damit die in der Bundesrepublik so überflüssige Struma-Endemie in einigen Jahren weitgehend zu beseitigen.

Durch eine Jodprophylaxe würde bei der Generation unserer Kinder die Entwicklung eines Kropfes in hohem Prozentsatz vermieden. Das derzeit minimale Hyperthyreoserisiko – eigentlich wird nur zum Vorteil des Patienten die Manifestation einer ohnehin vorhandenen autonomen Umwandlung der Struma durch Jodgabe vorverlegt – stellt den Preis für die Verminderung der Kropfhäufigkeit und das weitgehende Verschwinden von Folgekrankheiten des Jodmangelkropfes wie vor allem auch für eine Rückbildung der Schilddrüsenautonomie dar.

Die Jodsalzprophylaxe ist eine lohnende Maßnahme, die den Staat nichts kostet, aber langfristig zur Einsparung erheblicher finanzieller Aufwendungen im Gesundheitswesen beitragen kann.

Für die Therapie der neonatalen Struma und vor allem der kindlichen blanden Struma reicht in etwa einem Drittel der Fälle die Behandlung ausschließlich mit Jodid aus, wobei im allgemeinen 200 bis 600 µg Jodid täglich in Tablettenform über mindestens 6 Monate verabreicht werden. Kommt es bei älteren Kindern und Jugendlichen zu keiner Rückbildung der Struma unter Jodid-Gabe, ist die Behandlung mit Schilddrüsenhormonen (s. u.) angezeigt.

Inwieweit sich bei Erwachsenen bei euthyreoten Jodmangelstrumen Jod zur Behandlung eignet, ist nach wie vor umstritten. Sicherlich werden der Jodmangel und die TSH-Empfindlichkeit der jodverarmten Schilddrüse beseitigt. Allerdings sind relativ hohe Dosen von etwa 1000 µg Jodid pro die für eine eventuelle Rückbildung der Struma erforderlich.

In jedem Fall sollte eine ausreichende alimentäre (oder medikamentöse) Jodversorgung gewährleistet sein, wenn das therapeutische Ziel, die Verkleinerung einer blanden Struma durch eine der nachfolgend besprochenen Maßnahmen erreicht ist. Nur so kann die Entwicklung eines Strumarezidivs vermieden werden.

Auch sollten *alle Schwangeren prophylaktisch Jod* in einer Dosis von 150 µg täglich erhalten, da die erhöhte Jodavidität der Schilddrüse und vermehrte Jodausscheidung bei der Mutter zu einer konnatalen Struma führen können.

4.7.2 Therapie mit Schilddrüsenhormon

Die Gabe von Schilddrüsenhormon ist die logische Konsequenz aus der derzeit anerkannten Pathogenese der blanden Struma: Einmal bewirken die mit dem menschlichen Schilddrüsenhormon identischen, synthetisch hergestellten Schilddrüsenhormone eine Substitution der thyreoidalen Hormonproduktion, zum anderen die erforderliche Suppression der für das Kropfwachstum wahrscheinlich entscheidenden hypophysären TSH-Mehrsekretion. Die theoretische Grundlage dieser Behandlungsform ist in Abb. 15 dargestellt.

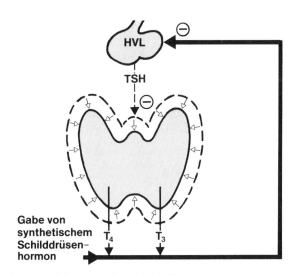

Abb. 15 Schema der Behandlung einer blanden Struma

Die Behandlung der blanden Struma mit Schilddrüsenhormon setzt in der letzten Phase der Strumapathogenese ein. Dadurch werden vorangegangene Störfaktoren ebenfalls beeinflußt. Zum Beispiel wird bei alimentärem Jodmangel eine zusätzliche Gabe von Jod überflüssig. Denn in einer Standarddosis von 150 µg L-Thyroxin sind etwa 100 µg Jod enthalten, so daß man bei Berücksichtigung der in der Nahrung normalerweise aufgenommenen Jodmenge von 50 bis 100 µg Jod pro Tag auf eine Jodzufuhr von 150 bis 200 µg pro Tag kommt.

Allerdings werden wegen der durch L-Thyroxin supprimierten thyreoidalen Jodaufnahme nur 20 bis 30 % des Jods von der Schilddrüse aufgenommen.

Die Schilddrüse benötigt unter der suppressiven Hormontherapie jedoch kaum Jod, da die Hormonversorgung substituiert und die thyreotrope Aktivität supprimiert ist.

Eine Ausnahme der zusätzlichen Jodbehandlung stellen im Erwachsenenalter schwangere Frauen dar, bei denen ein erhöhter Jodbedarf wahrscheinlich wesentlich zur Strumaentstehung beiträgt. *Neben Schilddrüsenhormon ist bei Schwangeren die simultane Gabe von Jodid angezeigt.*

Die Schilddrüsenhormonbehandlung der blanden Struma gehört zu den dankbarsten ärztlichen Aufgaben. Besonders geeignet sind Jugendliche mit rein diffusen Strumen und jüngere Erwachsene bis zum Abschluß des generationsfähigen Alters, wenn eine knotige Umwandlung der Struma noch nicht erfolgt ist.

Für die Therapie der euthyreoten blanden Struma mit Schilddrüsenhormonen ergeben sich folgende Indikationen:

Struma diffusa

– bei Kindern und Jugendlichen
– in der Gravidität
– im Klimakterium
– bei noch nicht zu lange bestehender Struma
– mit benignen regressiven kleineren Knoten ohne stärkere mechanische Behinderung

Iatrogene Struma

– z. B. durch Thyreostatika, Medikamente mit strumigenem Effekt (Lithium, Antirheumatika etc.)

Wird Schilddrüsenhormon zugeführt, kommt es über den in Abb. 15 dargestellten Regelmechanismus zur ,,Ruhigstellung" des Hypophysenvorderlappens und damit zu einer Drosselung der Schilddrüsenhormonproduktion, zumal der Schilddrüsenhormonbedarf des Organismus durch die exogene Zufuhr völlig gedeckt wird. Durch die ,,Ruhigstellung" wird ein Weiterwachsen der Struma verhindert. Die Struma beginnt sich allmählich zu verkleinern, da sie von der endogenen Hormonproduktion entlastet wird.

4.7.2.1 Allgemeine Hinweise für die Therapie mit Schilddrüsenhormon

Der Monotherapie mit L-Thyroxin wird heute der Vorzug gegeben. Denn das Thyroxin wird extrathyreoidal durch eine dem Bedarf der verschiedenen Gewebe angepaßte Monodejodierung in stoffwechselaktives L-Trijodthyronin und bei geringerem Bedarf in inaktives Reverse-Trijodthyronin umgewandelt. *Der Umstand, daß aus dem ,,Prohormon" Thyroxin das biologisch relevante Trijodthyronin entsteht und daß diese Umwandlung allmählich über mehrere Tage verläuft, macht L-Thyroxin zu einem idealen Depot-Präparat.*

Die theoretische Grundlage für die Verwendung von Kombinationspräparaten, die neben Thyroxin kleinere Mengen Trijodthyronin im Verhältnis 10:2 bzw. 10:1 enthalten, beruht auf der Tatsache, daß die Schilddrüse normalerweise L-Thyroxin und L-Trijodthyronin im Verhältnis von 10:1 sezerniert.

Für die einzelnen Präparationen lassen sich folgende in Tabelle 2 zusammengefaßte wirksame *mittlere Tagesdosen* angeben:

Tab. 2: Äquivalenzdosen der Schilddrüsenhormonpräparate

Thyreoidea sicca	150 bis 100 mg
L-Thyroxin	100 bis 150 µg
L-Trijodthyronin	50 bis 75 µg
L-Thyroxin: L-Trijodthyronin	100/10 µg

Unabhängig von der Wahl des Medikamentes sollte die vermutlich *erforderliche Dosis einschleichend* gegeben werden, um in der Anfangsphase der Behandlung eine Addition des exogenen Schilddrüsenhormons zu dem endogenen Schilddrüsenhormon zu vermeiden, bis die endogene Produktion abnimmt.

Als Suppressionsdosis sind bei Erwachsenen 150 µg L-Thyroxin täglich, oft auch höhere Dosen von 200 bis 250 µg L-Thyroxin täglich erforderlich.

Das Prinzip der einschleichenden Behandlung ist in Abb. 16 schematisch dargestellt. Der Thyroxinspiegel steigt bei Behandlungsbeginn langsam an und ist aufgrund der langen Halbwertszeit des Thyroxins gleichmäßig. Bei der Behandlung mit Thyroxin liegt der T_4-Spiegel im Serum im Mittel geringgradig höher als bei Schilddrüsengesunden. Die gewünschte TSH-Suppression ist an einem Abfall des TSH-Spiegels im Serum erkennbar. Da jedoch der TSH-Spiegel im allgemeinen bei Beginn der Behandlung im Bereich der Norm liegt und die zur Verfügung stehenden radioimmunologischen Verfahren zur TSH-Bestimmung nicht sehr empfindlich sind, ist der suppressive Effekt oft nur durch einen negativen Ausfall des TRH-Testes zu erkennen. Allerdings ist die Durchführung dieses Testes im Rahmen der Verlaufskontrolle nur dann erforderlich, wenn Unverträglichkeitserscheinungen beklagt werden und die minimale Dosis zur TSH-Suppression ermittelt werden soll.

Die Behandlung wird im allgemeinen bei einschleichender, dem Alter der Patienten angepaßter Dosierung gut vertragen (Abb. 17). Bei der Behandlung mit L-Thyroxin gilt nicht die bei vielen Medikamenten übliche Einnahme von mehreren über den Tag verteilten Einzeldosen. Die lange biologische Halbwertszeit des L-Thyroxins von ca. 8 Tagen im Blut bewirkt aufgrund der daraus abzuleitenden allmählichen Umwandlung praktisch konstante Schilddrüsenhormonspiegel. *Die täglich einmalige Applikation der notwendigen T_4-Dosis ahmt die physiologischen Bedingungen am besten nach.*

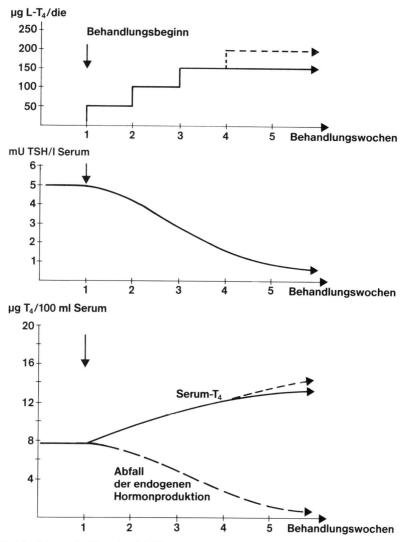

Abb. 16 Schema der Therapie mit L-Thyroxin

Wenn die Einnahme des L-Thyroxins auf nüchternen Magen eine halbe Stunde vor dem Frühstück erfolgt, kann mit einer Resorptionsquote von etwa 80 % gerechnet werden. Zu Beginn der Behandlung können als Folge der stoffwechselsteigernden Wirkung von L-Thyroxin gelegentlich Beschwerden im Sinne einer leichten Hyperthyreose wie Tremor, Tachykardie, Hyperhidrosis, Durchfälle, Schlaflosigkeit, Wärmeintoleranz, innere Unruhe auftreten. In solchen Fällen sollte die Zufuhr von L-Thyroxin unterbrochen und nach einigen Tagen in niedrigerer Dosierung fortgesetzt werden. Die vorübergehende Gabe eines Betarezeptorenblockers wie Propranolol kann nützlich sein.

Bei älteren Patienten mit koronarer Herzkrankheit sollte in jedem Fall mit sehr niedrigen Dosen begonnen und die Steigerung in längeren Intervallen vorgenommen werden. Das Auftreten von pektanginösen Beschwerden unter der Behandlung ist Ausdruck des gesteigerten myokardialen Sauerstoffbedarfs.

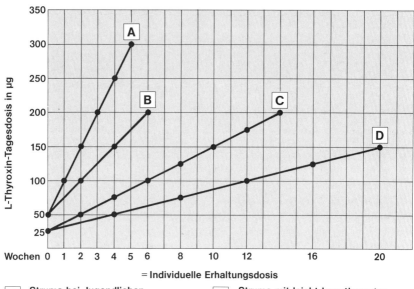

● = Individuelle Erhaltungsdosis

|A| Struma bei Jugendlichen
1-wöchentliche Dosissteigerung
um 50 µg

|C| Struma mit leicht hypothyreoter Stoffwechsellage
2-wöchentliche Dosissteigerung
um 25 µg

|B| Struma bei Erwachsenen
2-wöchentliche Dosissteigerung
um 50 µg

|D| Struma bei alten Patienten
4-wöchentliche Dosissteigerung
um 25 µg

Abb. 17   Initial- und Erhaltungsdosen bei thyreosuppressiver Behandlung mit L-Thyroxin wegen blander Struma bei Jugendlichen (A), Erwachsenen (B), Erwachsenen mit hypothyreoter Stoffwechsellage (C) und alten Patienten (D) (nach Schmidt et al., Dtsch. med. Wschr. 105, 1015, 1980).

Eine *absolute Kontraindikation* für die Therapie mit Schilddrüsenhormon besteht vorübergehend beim frischen Myokardinfarkt sowie bei Angina pectoris oder Zustand nach Myokardinfarkt bei älteren Patienten, da die verlangsamte Hämodynamik durch die Thyroxin-Medikation vor ungewohnte Mehrbelastungen gestellt wird, zumal gleichzeitig der Sauerstoffbedarf des Herzmuskels ansteigt.

Die *Wirkung von Antikoagulantien* kann *durch Schilddrüsenhormone verstärkt* werden, so daß bei gleichzeitiger Gabe von Antikoagulantien regelmäßige Kontrollen der Prothrombinzeit zu Beginn der L-Thyroxin-Behandlung erforderlich sind. *Schilddrüsenhormone können* bei Patienten mit gleichzeitigem Prädiabetes oder manifestem Diabetes mellitus die *Glukose-Toleranz vermindern.* Es empfiehlt sich daher in solchen Fällen, zu Beginn der L-Thyroxin-Behandlung häufiger den Blutzuckerspiegel zu kontrollieren, um die Dosis des Antidiabetikums ggf. rechtzeitig erhöhen zu können.

4.7.2.2 Erfolge der Therapie mit Schilddrüsenhormon

Seit Einführung der Behandlung der blanden Struma mit Schilddrüsenhormon vor über 80 Jahren liegt die in zahlreichen Publikationen belegte *Erfolgsrate der konservativen Behandlung* bei *im Mittel etwa 75 %* (Farbtafeln II, 1 und 2). Die Erfolge der Schilddrüsenhormonbehandlung der blanden Struma sind desto besser, je jünger der Patient ist und je weniger Knotenbildungen in der Struma vorliegen. Auch bei Knotenstruma ist durchaus eine Rückbildung von Knoten möglich. Bei größeren Kröpfen sowie bei knotig umgebauten Strumen kann bis auf Ausnahmen zumindest der Status quo erhalten werden.

Diese Erfolge sind jedoch nur nach einer konsequent durchgeführten Langzeittherapie über mindestens zwei Jahre zu erreichen, wenn die Therapie frühzeitig einsetzt und insgesamt die richtigen Patienten mit blander Struma für eine Behandlung mit Schilddrüsenhormon ausgewählt werden. *Während die gerade beginnende Struma der WHO-Größe Grad I, die in 80 % der Fälle vorkommt, und auch die Struma der WHO-Größe Grad II, die in 15 % der Fälle vorkommt, d. h. vor allem die Adoleszentenstrumen sehr gut auf eine medikamentöse Therapie mit Schilddrüsenhormonen ansprechen, ist die Behandlung bei älteren Patienten erwartungsgemäß nicht so wirkungsvoll.*

Jede Langzeittherapie mit Schilddrüsenhormon macht eine enge und persönliche Arzt-Patienten-Kooperation erforderlich. Denn die regelmäßige Tabletteneinnahme ist ausschlaggebend für den Therapieerfolg. Man schätzt, daß nur etwa die Hälfte der Patienten mit euthyreoter Struma, bei denen man eine Langzeittherapie mit Schilddrüsenhormonen empfiehlt, diese auch konsequent durchführt. Häufig führen die auf dem Beipackzettel der Präparate aufgeführten möglichen Nebenwirkungen zu einem Abbruch der Behandlung, wenn der Patient nicht entsprechend vom behandelnden Arzt aufgeklärt wurde. Es ist eine wesentliche Aufgabe besonders des Hausarztes, die Patienten bezüglich dieser Art der ,,Körperhygiene", die im eigentlichen Sinne keine Therapie darstellt, immer wieder aufs Neue zu motivieren.

Mißerfolge der thyreosuppressiven Behandlung mit Schilddrüsenhormon sind inkonsequente Tabletteneinnahme, Unterdosierungen, Abbruch der Behandlung während interkurrenter anderer Erkrankungen (auch der Gravidität, s. u.).

Wenn sich *nach zweijähriger Behandlung* eine blande Struma diffusa eines jugendlichen Patienten vollständig zurückgebildet hat, sollte die *Hormonme-*

dikation zur Vermeidung eines TSH-Anstiegs mit erneutem Kropfwachstum *ausschleichend* abgesetzt und zur Erhaltung des Therapieerfolges eine *Jodprophylaxe* (s. o.), z. B. durch Verwendung von jodiertem Speisesalz oder Verordnung jodhaltiger Tabletten, durchgeführt werden. Die Patienten müssen allerdings darauf aufmerksam gemacht werden, daß sie bei erneutem Strumawachstum, Frauen vor allem auch während einer evtl. Gravidität, frühzeitig die Schilddrüsenhormonbehandlung nach vorheriger ärztlicher Untersuchung wieder aufnehmen sollten.

4.7.2.3 Therapie mit Schilddrüsenhormon in der Schwangerschaft

Die Schwangerschaft ist keine Gegenindikation für die medikamentöse Behandlung einer Struma mit Schilddrüsenhormon. Im Gegenteil, sie ist hier absolut notwendig, da jeder Schilddrüsenhormonmangel eine Schwangerschaft im 1. Trimenon wegen des erhöhten Schilddrüsenhormonbedarfs gefährdet und weil infolge einer Vermehrung des Thyroxin bindenden Globulins (TBG) im Serum unter Östrogeneinfluß die Bindungskapazität für Schilddrüsenhormone ansteigt, so daß es über den in Abb. 7 dargestellten Regelmechanismus zeitweise zu einer vermehrten TSH-Sekretion mit Zunahme der Struma kommen kann.

In der Gravidität sinkt außerdem der Jodidgehalt des Organismus durch eine erhöhte Jodavidität der Schilddrüse und eine vermehrte Jodausscheidung. Der TSH-Spiegel steigt im 2. und 3. Trimenon an. *Neben der oben erwähnten Behandlung mit Jodid sollte bei allen Patienten, die eine Schilddrüsenvergrößerung haben oder während der Schwangerschaft entwickeln, eine Behandlung mit Schilddrüsenhormon mit 150 bis 200 µg L-Thyroxin zur Substitution und Suppression eingeleitet werden bzw. eine vorher in niedrigerer Dosis durchgeführte Behandlung entsprechend erhöht werden.*

Die L-Thyroxin-Medikation während der Gravidität ist für das heranwachsende Kind unschädlich, da L-Thyroxin die Placentaschranke nicht passiert. Im übrigen verhindert die Schilddrüsenhormonmedikation die erhöhte Abortneigung von Patientinnen mit Struma und relativ niedrigem Spiegel an Schilddrüsenhormonen.

4.7.2.4 Nebenwirkungen der Schilddrüsenhormontherapie

Als Folge der stoffwechselsteigernden Wirkung von L-Thyroxin können die oben erwähnten, vor allem zu Beginn der Behandlung beobachteten leichten „hyperthyreoten" Beschwerden auftreten.

Es wird auch über eine *Gewichtszunahme* bei Beginn der Schilddrüsenhormonmedikation berichtet. Diese ist wahrscheinlich auf eine Steigerung des allgemeinen Stoffwechsels mit Änderung der Eßgewohnheiten zurückzuführen.

Ein immer wieder von Patienten beobachteter vermehrter *Haarausfall* unter L-Thyroxin-Medikation kann bei jeder Änderung der Schilddrüsenfunktion vorübergehend auftreten. Eine richtig dosierte Behandlung mit L-Thyroxin oder auch T_4-T_3-Mischpräparaten im Rahmen der suppressiven Behandlung der blanden Struma führt jedoch erfahrungsgemäß nicht zu Haarausfall.

Die Behauptung, daß die Behandlung mit Schilddrüsenhormonen zu einer erhöhten Brustkrebsfrequenz führt, ist inzwischen widerlegt. Für die schon vor 80 Jahren empfohlene Behandlung des Brustkrebses mit Schilddrüsenextrakten spricht, daß bei Hashimoto-Thyreoiditis eine höhere Inzidenz von Brustkrebs gefunden wurde, daß bei Patientinnen mit Brustkrebs als Ausdruck einer subklinischen Hypothyreose ein erhöhter Prolaktin-Spiegel nachgewiesen wurde und daß bei hypothyreoter Stoffwechsellage die Wirkung des Prolaktins auf das Brustdrüsenepithel verstärkt wird. Man muß daher umgekehrt annehmen, daß Jodmangel und latente Hypothyreose neben einer erhöhten TSH-Inkretion zu einer erhöhten Prolaktininkretion führen, wodurch das Risiko, an einem Mammakarzinom zu erkranken, ohne Thyroxineinnahme eher erhöht wird.

4.7.2.5 Therapiekontrolle

Bei der Erfolgsbeurteilung einer konservativen Behandlung der blanden Struma mit Schilddrüsenhormon muß man bedenken, daß jede Struma periodischen Größenschwankungen unterworfen ist, an denen die momentane Hormonsituation und Faktoren der Außenwelt teilhaben wie Prämenstruation, jede Streßsituation wie Aufregungen, Schlaflosigkeit etc. Daher kann man nicht zurückhaltend genug mit der Beurteilung der Abnahme der Strumagröße sein. Hinzu kommt, daß durch Ausschaltung des TSH-Reizes die Schilddrüse am Anfang durch die einsetzende Kolloidspeicherung eher etwas derber und damit zunächst scheinbar größer werden kann.

Die üblichen Verfahren der Erfolgsbeurteilung – Palpation der Schilddrüse, Messung des Halsumfanges, Auswertung der zweidimensionalen Szintigraphiefläche – sind relativ ungenau. Die Volumenbestimmung der Struma mit Hilfe der Sonographie erreicht dagegen eine hohe Objektivität.

Die Einstellung der L-Thyroxin-Dosis und die Verlaufsbeurteilung sollten auf der Basis des Ergebnisses der Bestimmung des Thyroxinspiegels im Serum erfolgen, wobei der Zeitpunkt der letzten Tabletteneinnahme (möglichst am Vortag) eine gewisse Bedeutung hat. Der Thyroxinspiegel sollte im oberen Bereich der Norm liegen. Der freie Thyroxinspiegel kann durchaus Werte bis 3 ng/dl erreichen, ohne daß eine hyperthyreote Stoffwechsellage vorliegt. Erhöhte Gesamt- bzw. freie Thyroxinspiegel sollten nicht zu einer Reduktion der L-Thyroxin-Dosis führen, wenn subjektiv und objektiv keine Zeichen einer Überdosierung vorliegen.

Unter Suppressionsbedingungen läßt sich die Stoffwechselsituation besser durch die Bestimmung des Trijodthyronins ermitteln. Diagnostische Auswei-

tungen wie ein Schilddrüsenszintigramm (s. Abb. 18) sind nur bei unbefriedigendem Verlauf der Behandlung mit Schilddrüsenhormonen, z. B. bei Verdacht auf ein Strumarezidiv, oder bei Verdacht auf eine beginnende, durch das Schilddrüsenhormonpräparat demaskierte thyreoidale Autonomie *angezeigt.*

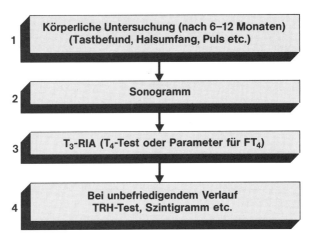

Abb. 18 Verlaufsuntersuchungen bei Behandlung einer Struma mit Schilddrüsenhormon

Während der Hormontherapie kann der *TRH-Test für die Dosiskontrolle* eingesetzt werden, sollte jedoch nicht zur Überprüfung der Patientencompliance erforderlich sein, wenn die Patienten entsprechend über die Notwendigkeit einer regelmäßigen Dauertherapie aufgeklärt wurden.

Gerade die Anwendung des kostenaufwendigen TRH-Testes ist zur Therapiekontrolle *nur in ausgewählten Fällen gerechtfertigt.* Bei den üblichen Dosen von 150 (bis 250) µg L-Thyroxin liegt der TSH-Spiegel im Serum niedrig. Der TRH-Test ist in seinem Ergebnis abhängig von der Wirkung der Schilddrüsenhormone auf den Hypophysenvorderlappen und sagt nicht unbedingt etwas über die thyreoidale Suppression aus. Nicht der negative TRH-Test, sondern die klinisch feststellbare Strumarückbildung sind das anzustrebende Therapieziel.

Nach einer Medikamentenpause von mindestens sechs bis acht Wochen kann der TRH-Test anzeigen, ob eine unter L-Thyroxin demaskierte Schilddrüsenautonomie manifest wurde.

Wie bei der Diagnose der blanden Struma gilt auch bei der Therapiekontrolle, daß man bei jüngeren Patienten mit rein diffusen Strumen mit wenigen diagnostischen Maßnahmen im Rahmen der Therapiekontrolle auskommt, evtl. nur mit einer klinischen Untersuchung oder einer Ultraschalluntersuchung der Schilddrüse, während bei älteren Patienten häufigere Kontrol-

len einschließlich Laborparameter und Szintigraphie je nach Verlauf erforderlich werden. Es wird im allgemeinen zu oft und unter Einsatz zu vieler technischer Mittel die Nachsorge der Patienten unter medikamentöser Strumatherapie vorgenommen.

Je nach Zuverlässigkeit des Patienten und je nach Verlauf sollten Kontrolluntersuchungen zunächst nach 8 Wochen (klinische Untersuchungen einschließlich Bestimmung des T_3-(T_4-) Spiegels unter der Thyroxinmedikation), bei guter Verträglichkeit der Thyroxindosis und unauffälliger klinischer Symptomatik in jährlichen Abständen erfolgen. Wenn nach mindestens zwei- bis dreijähriger Behandlung einer blanden Struma mit Schilddrüsenhormon in ausreichender Dosierung keine eindeutige Rückbildung nachweisbar ist, sollte der Behandlungsplan überprüft werden. Evtl. müssen eine Resektion der Struma oder eine Radiojodverkleinerungstherapie in Erwägung gezogen werden. Lehnt der Patient beide Möglichkeiten ab, ist zumindestens eine Jodsubstitutionsbehandlung oder auch ein Fortsetzen der L-Thyroxin-Therapie zur Erhaltung des „Status quo" sinnvoll.

Die Therapie der blanden Struma mit Schilddrüsenhormon kann selten falsch oder von Nachteil, allenfalls erfolglos sein. Hierbei ist die lange Dauer der konsequent durchgeführten Schilddrüsenhormonbehandlung nach allen Beobachtungen wichtiger als die Wahl der Schilddrüsenhormonpräparate. Es ist letztlich entscheidend, daß bei richtiger Indikation überhaupt Schilddrüsenhormone in ausreichender Dosierung gegeben werden.

4.7.3 Subtotale Strumektomie

Von vornherein wenig aussichtsreich ist die alleinige Behandlung mit Schilddrüsenhormon bei Patienten mit großen Strumen und Symptomen einer Einschränkung der Atmung oder Blutzirkulation durch Kompression von Luftröhre und Halsvenen. In diesen Fällen sollte von einer Langzeittherapie mit Schilddrüsenhormon Abstand genommen werden, da hierdurch die Operation nur auf einen späteren Zeitpunkt verschoben würde. Vor einer subtotalen Strumektomie sollte jedoch eine Behandlung mit Schilddrüsenhormon kurzfristig durchgeführt werden, um die Strumen weniger blutreich zu machen. Darüber hinaus beugt sie einer etwaigen postoperativen Hypothyreose vor.

Man unterscheidet eine mechanisch begründete Operationsindikation und eine prophylaktische Indikation bei Nachweis szintigraphisch „kalter" Knoten, die zudem zytologisch verdächtig auf eine Struma maligna sind. Außerdem stellen die durch Langzeittherapie mit Schilddrüsenhormon nicht beeinflußbaren Schilddrüsenvergrößerungen eine Indikation zur Strumektomie dar. Daraus lassen sich folgende *Operationsindikationen bei blander Struma* ableiten:

– *Strumagröße*
Stadium II: Evtl. nach vergeblichem konservativem Behandlungsversuch mit

Schilddrüsenhormon;
kosmetisch störend;
Stadium III: Primär bevorzugt

- *Strumafolgen*
Einengung von Trachea,
Ösophagus,
Gefäßen
- *Intrathorakale, suprasternal weit eintauchende Strumen*
- *Malignitätsverdacht*

In der Mehrzahl der Fälle ist eine Operationsindikation bei blander Struma aufgrund des Nachweises sonographisch und/oder szintigraphisch nachgewiesener Knoten oder auch beginnender autonomer Adenome (s. Kapitel 5) gegeben.

Die Enukleation eines solitären Strumaknotens ist erfahrungsgemäß selten ausreichend. Meist stellt sich intraoperativ heraus, daß die gesamte Schilddrüse, wenn auch unsymmetrisch, mehrknotig umgewandelt ist. *Es ist ausreichend, die kropfig vergrößerte Schilddrüse bis auf relativ große Parenchymreste von 20 bis 40 g zu reduzieren.*

Gewissenhafte Indikation, moderne Narkoseverfahren und exakte Technik haben die Komplikationen bei Schilddrüsenoperationen auf ein vertretbares Maß reduziert. Trotzdem sind gelegentlich *Komplikationen* unvermeidbar. Unmittelbar im Zusammenhang mit dem operativen Eingriff sind *Nachblutungen und Wundinfektionen* möglich.

Bei den typischen Operationstechniken wird bei blander Struma die *Rekurrensparese* mit 1 bis 4 % angegeben. Die einseitige Rekurrensparese macht sich meistens in einer Phonationsschwäche bemerkbar, in Form von belegter Stimme oder veränderter Stimmlage, selten in einer echten Aphonie. Im Verlauf eines halben Jahres ist ein Drittel der Rekurrensparesen reversibel, weil der Nerv nicht durchtrennt, sondern nur vorübergehend in seiner Funktion beeinträchtigt wurde. In einem weiteren Drittel der Fälle kommt es zu einer guten Kompensation des Stimmbandausfalls. Eine beiderseitige Rekurrensparese stellt dagegen durch die damit verbundene Atembehinderung eine solche Gefährdung dar, daß eine Tracheotomie vorgenommen werden muß.

Tetanien infolge intraoperativer Schädigung der Epithelkörperchen treten in etwa 0,5 bis 1 % der Ersteingriffe auf. Latente Funktionsstörungen lassen sich durch frühzeitige postoperative Kontrolle des Serumkalziumspiegels erfassen.

Auch die Möglichkeit der Entwicklung der *Kropfrezidivgefahr* und die sich meist erst schleichend entwickelnde *postoperative Hypothyreose* sind chirurgisch-technisch kaum regulierbar und bleiben vielmehr eine Aufgabe der

Farbtafel I

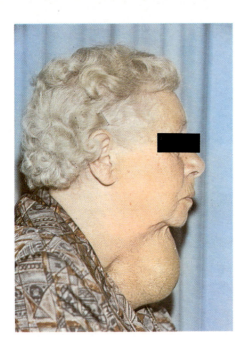

▲ I.1. Faustgroße blande Knotenstruma

▼ I.2. Tracheale Einengung durch beiderseitige blande, gering substernal reichende Struma diffusa

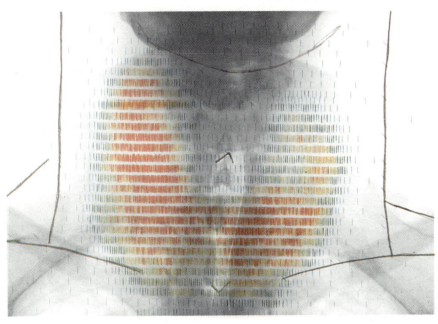

Farbtafel II

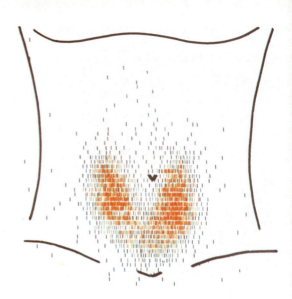

II.1. Szintigramm einer blanden Struma vor Schilddrüsenhormonbehandlung

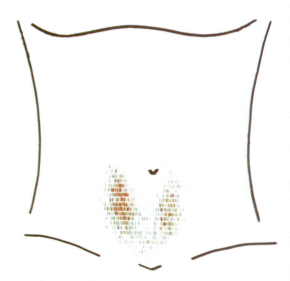

II.2. Gleiche Patientin wie in Abb. II.1 nach einjähriger konsequenter Suppressionsbehandlung mit 150 μg L-Thyroxin täglich. Völlige Rückbildung der Schilddrüsenvergrößerung

Farbtafel III

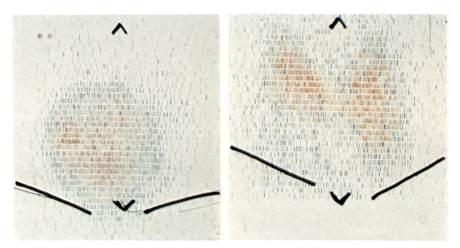

III.1. Fast völlig dekompensiertes autonomes Adenom im Bereich des rechten unteren Schilddrüsenlappens, links vor, rechts sechs Monate nach erfolgreicher Radioresektion mit ^{131}J. Das vorher infolge Suppression der thyreotropen Aktivität nicht zur Darstellung kommende, nicht der Autonomie unterliegende perinoduläre Schilddrüsengewebe kommt nach der Radioresektion des autonomen Adenoms wieder zur Darstellung

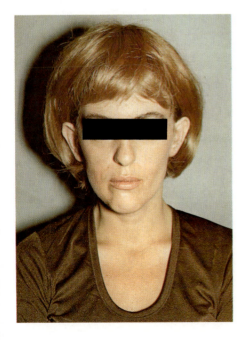

III.2. Basedow-Hyperthyreose

Farbtafel IV

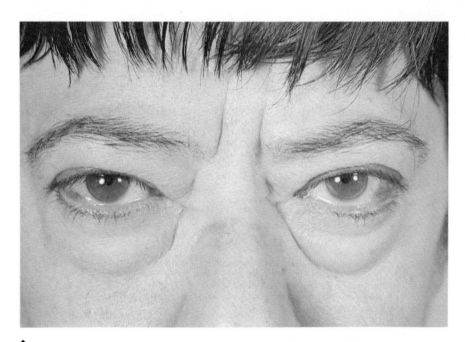

▲
IV.1. Doppelseitige endokrine Orbitopathie mit Lidödemen, Schwellung der Tränendrüsen, mäßigem beiderseitigem Exophthalmus

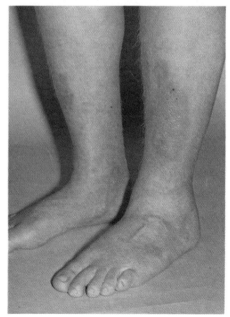

▶
IV.2. Prätibiales Myxödem mit rötlich-livider Verfärbung

Farbtafel V

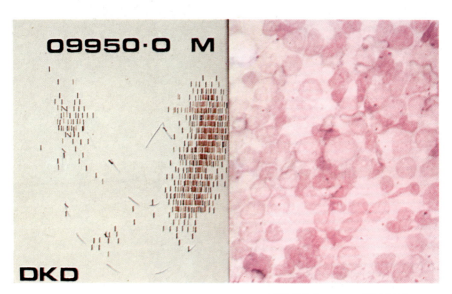

◀ V.1. Szintigramm und Schilddrüsenzytogramm* bei Struma lymphomatosa Hashimoto

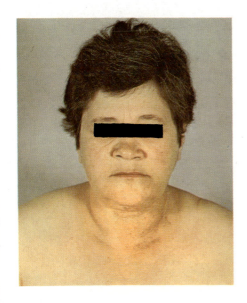

◀ V.2. Klassisches Myxödem

Farbtafel VI

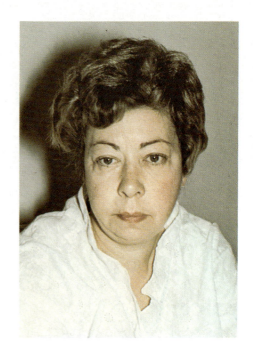

IV.1. Patientin mit erworbener Hypothyreose durch chronische Autoimmunthyreoiditis (Struma lymphomatosa Hashimoto)

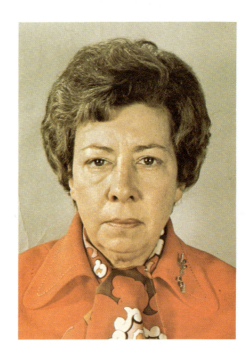

IV.2. Gleiche Patientin wie in Abb. IV.1 drei Monate nach Substitution der Hypothyreose mit L-Thyroxin. Deutliche Rückbildung der hypothyreoten Symptome

Farbtafel VII

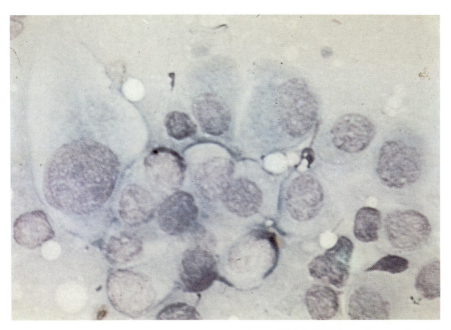

▲ VII.1. Schilddrüsenzytogramm* nach Feinnadelpunktion mit Nachweis eines papillären Schilddrüsenkarzinoms

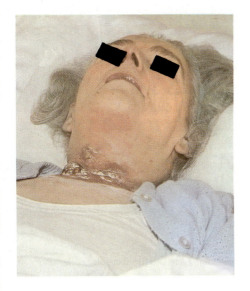

◀
VII.2. Zustand nach Thyreoidektomie, interner und perkutaner Strahlennachbehandlung wegen anaplastischen Schilddrüsenkarzinoms mit raschem Nachwachsen von lokalen Metastasen

Farbtafel VIII

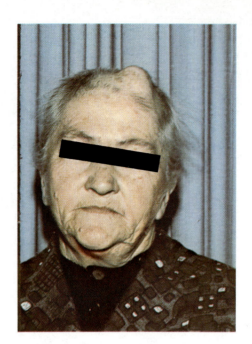

▶ VIII.1. Schädelmetastase eines follikulären Schilddrüsenkarzinoms

▼ VIII.2. Rückbildung der Schädelmetastase der gleichen Patientin wie in Abbildung VIII.1 nach zweimaliger Radiojodbehandlung mit Tumordosen von je 150 mCi ^{131}J

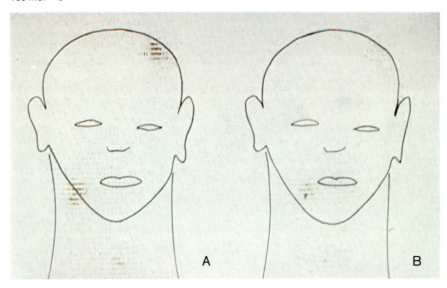

* Die in den Farbtafeln V.1 und VII.1 abgebildeten Mikrophotogramme und zytologischen Beurteilungen verdanke ich Herrn Dr. H. Wohlenberg, Fachbereich Hämatologie, Stiftung Deutsche Klinik für Diagnostik, Wiesbaden.

konsequenten Nachsorge. Es gibt kein chirurgisch behandeltes Leiden, das, auch wenn es gutartiger Natur ist, so viele Rezidive aufweist wie die Struma, da die Ursachen, die zur Anpassungshyperplasie der Schilddrüse geführt haben, im allgemeinen weiterhin auf den Patienten einwirken. Die Strumaresektion ist eine symptomatische Maßnahme, durch die weder der Jodmangel beseitigt noch die fehlgesteuerte Hormonsynthese beeinflußt werden.

Die *postoperative Rezidivprophylaxe mit Schilddrüsenhormon* ist daher inzwischen ein Standardverfahren geworden. Postoperativ sollte täglich Schilddrüsenhormon zur Suppression der oft gering erhöhten TSH-Spiegel gegeben werden, *wofür im allgemeinen Dosen von 75 bis 125 µg L-Thyroxin pro Tag ausreichen.*

Wie in der Regel ein primäres Strumawachstum phasenhafte Verläufe zeigt, so unterliegt auch die Strumarezidivgefahr neben dauerhaft wirksamen äußeren Einflüssen den disponierenden Voraussetzungen des altersgebundenen Lebensrhythmus, d. h. Strumarezidive treten vor allem in Phasen hormoneller Belastung wie Pubertät, Gravidität, Klimakterium auf.

Auch ist eine Rezidivprophylaxe besonders dann wichtig, wenn ein Patient nach Strumaresektion mit Medikamenten, die einen strumigenen Nebeneffekt haben, behandelt wird.

Hat sich trotz der erwähnten Maßnahmen eine Rezidivstruma entwickelt, so sollte zunächst eine erhöhte Schilddrüsenhormondosis eingesetzt oder wegen des bei Zweitoperationen größeren Risikos alternativ eine Radiojodverkleinerungstherapie in Erwägung gezogen werden.

4.7.4 Radiojodverkleinerungstherapie

Die Möglichkeit, die blande Struma durch eine interne Strahlenbehandlung mit ^{131}J zu verkleinern, kann bei folgenden *Indikationen* genutzt werden:

– *Strumapatienten mit hohem Operationsrisiko,*
– *Strumapatienten über 40 Jahre ohne zwingende Operationsindikation,*
– *Erfolglose Suppression mit Schilddrüsenhormon,*
– *Rezidivstruma nach Strumektomie.*

Voraussetzung *für diese interne Strahlenbehandlung* ist, daß das Schilddrüsengewebe genügend und einigermaßen gleichmäßig das Radiopharmakon ^{131}J anreichert. Ein Radiojod-Zweiphasentest einschließlich Schilddrüsenszintigramm gibt die notwendigen Informationen über eine ausreichende und gleichmäßige Aufnahme des ^{131}J in der Schilddrüse und ermöglicht im Zusammenhang mit einer sonographischen Größenbestimmung der Schilddrüse eine exakte Berechnung der therapeutisch erforderlichen ^{131}J-Menge.

Für die zur teilweisen Zerstörung des Schilddrüsenparenchyms erforderlichen *Herddosen von 12 000 bis 18 000 rad* müssen je nach Strumagröße Radiojodmengen von 10 bis 35 mCi ^{131}J verabreicht werden. Diese Behandlung ist aufgrund der Strahlenschutzverordnung nur in speziell eingerichteten nuklearmedizinischen Therapieeinheiten *während eines etwa zwei- bis dreiwöchigen stationären Aufenthaltes* möglich.

Die stationäre Unterbringung der Patienten trägt der Tatsache Rechnung, daß die Patienten das nicht von der Schilddrüse aufgenommene ^{131}J rasch über den Harn ausscheiden und die radioaktiven Abwässer aufgefangen werden müssen. Außerdem ist die Isolierung der mit radioaktivem Jod behandelten Patienten zum Schutz der Umwelt so lange erforderlich, bis die Radioaktivität in der Schilddrüse des behandelten Patienten auf einen bestimmten, vorgeschriebenen Wert abgefallen ist. Daraus darf nicht abgeleitet werden, daß die Applikation kleiner ^{131}J-Mengen, z. B. 2 mCi^{131}J ambulant erfolgen kann! In jedem Fall ist eine mindestens 48stündige stationäre Behandlung vorgeschrieben.

Die therapeutische Wirkung besteht in einer Reduktion von vorwiegend funktionstüchtigem Schilddrüsengewebe, das von den nur etwa 2,2 mm weit reichenden Beta-Strahlen des ^{131}J erreicht wird.

Eine Radiojodbehandlung kann zu einer kurzfristigen *Strahlenthyreoiditis* führen, so daß bei erheblich eingeengter Trachea mit einer Tracheomalazie durch eine zusätzliche Schwellung der Schilddrüse bei den Patienten ein kritischer Zustand entstehen kann. Es ist bei der Gefahr einer solchen Komplikation sinnvoller, die Behandlung mit mehreren kleineren ^{131}J-Einzeldosen in kurzem zeitlichem Abstand durchzuführen. Antiphlogistika und Corticosteroide können die Strahlenstrumitis günstig beeinflussen.

Der *Behandlungserfolg* wird *erst nach mehreren Wochen* erkennbar. Bei ungenügender Wirkung kann die Therapie nach sechs bis zwölf Monaten wiederholt werden. In einem Drittel der Fälle kommt eine Zweitbehandlung in Frage.

Im allgemeinen werden die Strumen durch die Radiojodbehandlung um etwa ein Drittel bis zwei Drittel kleiner mit deutlicher Rückbildung der vorher bestehenden mechanischen Beschwerden, vor allem einer Besserung der Atemnot. Die *Behandlungserfolge* sind *am besten bei rein diffusen Strumen* mit hoher ^{131}J-Aufnahme, weniger günstig bei knotigen Strumen. Die Verkleinerung einer Struma durch Radiojod bringt meist keine kosmetisch befriedigenden Ergebnisse.

Das *Hypothyreoserisiko* scheint bei der Radiojodtherapie der blanden Struma klein zu sein. Diese überraschende Beobachtung zeigt die unzureichende Kenntnis über die tatsächliche Ätiopathogenese der blanden Struma erneut auf. Denn wenn die blande Struma im weitesten Sinne als ,,kompensierte primäre Hypothyreose" bezeichnet werden kann, sollte sich nach massiver Zerstörung eines Großteils der Follikelzellen durch Radiojod wenigstens in einem hohen Prozentsatz die Hypothyreose demaskieren. Möglicherweise ist das Ausbleiben einer hypothyreoten Stoffwechsellage durch die funktionelle

Heterogenität des Follikelepithels der Struma zu erklären. Das Radiojod wird wahrscheinlich vornehmlich von den aktiveren (und evtl. autonom umgewandelten) Follikeln aufgenommen, während die ruhenden Follikel unversehrt bleiben und später möglicherweise wieder reaktiviert werden.

Trotzdem empfiehlt sich auch nach Radiojodverkleinerungstherapie einer blanden Struma eine regelmäßige Nachsorge der Patienten, um eine hypothyreote Stoffwechsellage rechtzeitig, z. B. durch den TRH-Test, zu erkennen. Aus praktikablen Gründen empfiehlt es sich, daß *auch nach einer ^{131}J-Bestrahlung eine Dauerbehandlung mit Schilddrüsenhormon in einer Dosis von 75 bis 125 µg L-Thyroxin pro Tag* durchgeführt wird. Rezidive entwickeln sich allerdings nach Radiojodtherapie selten.

4.8 Zusammenfassung

Unter den Ursachen der blanden Struma dominiert in Deutschland der Jodmangel mit der Folge des passageren oder permanenten Schilddrüsenhormonmangels. Aufgrund der Tatsache, daß derzeit noch etwa jeder sechste Bundesbürger einen mehr oder weniger ausgeprägten Jodmangelkropf aufweist, sind zeit- und kostenaufwendige Maßnahmen erforderlich zur differenzierten Diagnose und Therapie sowie Verlaufskontrolle der blanden Struma und ihrer Folgeerkrankungen (Tabelle 3):

Tab. 3: Folgeerkrankungen der blanden Struma diffusa

Blande Struma nodosa – Kalte Knoten	Differentialdiagnose: Schilddrüsenmalignome
Mechanische Komplikationen großer Strumen	Tracheastenose, -malazie, Rekurrensparese u. a.
Autonome Schilddrüsenerkrankungen („fehlgeleitete Anpassungshyperplasie") – Noduläre und disseminierte Formen	Hyperthyreoserisiko

Alle Ärzte sind daher aufgerufen, die freiwillige Jodsalzprophylaxe zur Bekämpfung des endemischen Kropfes unter gesundheitspolitischen Aspekten ihren Patienten zu empfehlen, damit die Chance, die völlig überflüssige Strumaendemie in einigen Jahren wie in unseren Nachbarländern beseitigen zu können, nicht vertan wird.

Liegt jedoch bereits ein Kropf vor und sind durch differenzierte diagnostische Maßnahmen Funktionsstörungen sowie entzündliche oder maligne Veränderungen ausgeschlossen, gelten folgende Auswahlkriterien für die verschiedenen Formen der Therapie der blanden Struma (Tab. 4):

Tab.4: Auswahlkriterien für die Therapie der blanden Struma*

medikamentös	operativ	Radiojod
jüngeres u. mittleres Lebensalter	mittleres Lebensalter	Lebensalter > 40 Jahre
fehlende oder mäßige mechanische Beschwerden und Symptome	stärkere mechanische Beschwerden u. Symptome	mittlere u. stärkere mechanische Beschwerden und Symptome
diffuse Struma	große Struma	mittlere und große Struma, Rezidivstruma nach Op.
homogenes Echomuster bzw. normale Aktivitätsverteilung im Szintigramm	ausgeprägte „kalte" Bezirke im Szintigramm bzw. Knoten im Sonogramm	ausreichende Aktivitätsanreicherung und -verteilung in der Schilddrüse
ausreichende Compliance	mangelhafte oder fehlende Compliance	erhöhtes Op.-Risiko, Op.-Ablehnung
erreichbare Therapieeffekte (% der Fälle) 60 bis 70	100	60 bis 70

* nach D. Emrich, Internist (in Vorb.)

Es gelten folgende Leitsätze für die medikamentöse Strumabehandlung:

– Auch wenn eine einmal festgestellte Struma nicht wächst, kosmetisch nicht störend ist und keinen Druck verursacht, sollte man nicht warten, sondern eine Therapie mit Schilddrüsenhormon einleiten.

– Die Erfolgsaussichten bei einer früh einsetzenden Behandlung sind besser als bei einem schon lange bestehenden Kropf.

– Strumen junger Patienten sind besser und erfolgreicher zu behandeln als Strumen bei älteren Patienten, zumal sie in der Regel noch diffus und noch nicht knotig verändert sind.

– Erst kürzlich entstandene Strumen, insbesondere solche, die durch thyreostatisch wirkende Medikamente hervorgerufen wurden, lassen sich durch Gabe von Schilddrüsenhormon hervorragend beeinflussen, auch wenn das thyreostatisch wirksame Medikament weiter gegeben werden muß.

– Anamnestisch bzw. palpatorisch unauffällige Strumaknoten, bei denen durch die Sonographie, Szintigraphie und Feinnadelpunktion benigne degenerative oder regressive Veränderungen nachgewiesen werden konnten, können ähnlich wie diffuse Strumen konservativ mit Schilddrüsenhormon behandelt werden, obwohl sich größere regressiv veränderte Bezirke meist nicht zurückbilden und Zysten nur vereinzelt kleiner werden.

- Bei Strumen der WHO-Größe III, die im allgemeinen einer chirurgischen Resektion zugeführt werden, ist der Versuch einer konservativen Schilddrüsenhormonbehandlung gerechtfertigt, falls keine dringende Operationsindikation besteht oder der Patient eine Operation ablehnt. Alle wegen einer blanden Struma operierten bzw. mit Radiojod behandelten Patienten sollten mit Schilddrüsenhormon nachbehandelt werden.

- Strumen, die nach Absetzen von Schilddrüsenhormon bei genügender Jodzufuhr, z. B. durch freiwillige Verwendung von jodiertem Kochsalz, wieder auftreten, sollten zeitlebens mit Schilddrüsenhormon behandelt werden.

- Während einer Schwangerschaft sollte die einmal eingeleitete Behandlung einer blanden Struma mit Schilddrüsenhormon fortgesetzt werden, möglichst in höherer Dosierung, da während der Schwangerschaft ein erhöhter Bedarf an Schilddrüsenhormon besteht.

- Bei Neugeborenen und Kindern reicht oft die alleinige Jodidgabe zur Rückbildung einer Struma aus.

Als Ursache für die Mißerfolge einer Behandlung mit Schilddrüsenhormon der blanden Struma können bei einem Drittel der Fälle mangelhafte Mitarbeit des Patienten, bei einem Drittel Unterdosierung des Schilddrüsenhormons und bei einem weiteren Drittel ein echtes Versagen der Therapie angeschuldigt werden, wobei verständlich ist, daß das Ergebnis der medikamentösen Therapie schlechter sein wird, wenn überwiegend alte Patienten mit lange bestehenden, großen, knotig veränderten Strumen behandelt werden, die bevorzugt einer chirurgischen oder strahlentherapeutischen Therapie zugeführt werden sollten.

5 Schilddrüsenautonomie

Das bereits in der normalen Schilddrüse zu beobachtende Nebeneinander von aktiven und ruhenden Follikeln findet sich in besonderem Maße in allen Stadien der blanden Struma. Wenn die *Hormonfreisetzung aus einzelnen Follikeln oder Mikroadenomen ohne Beziehung zum peripheren Hormonbedarf* erfolgt, liegt eine Autonomie der Schilddrüse vor, die im Gegensatz zum normalen Schilddrüsengewebe nicht der hypothalamisch-hypophysären Steuerung unterliegt. *Man unterscheidet eine disseminierte (multilokuläre) und solitäre Autonomie der Schilddrüse.*

5.1 Ursachen der Schilddrüsenautonomie

Autonomes Schilddrüsengewebe entwickelt sich als *autoregulatorische Fehlanpassung an den Jodmangel,* wahrscheinlich infolge der über lange Zeit erfolgenden Stimulation durch das übergeordnete thyreotrope Hormon TSH. Das gewucherte neugebildete Strumagewebe nimmt häufig knotige Beschaffenheit an, geht zum Teil zugrunde, wobei in der Schilddrüse narbige, regressiv veränderte Bezirke zurückbleiben, die sich im Schilddrüsenszintigramm als „kalte" Areale darstellen. Daneben finden sich als Ausdruck der funktionellen und morphologischen Heterogenität im Endstadium der blanden Struma multilokuläre oder solitäre autonome Adenome, da unter dem TSH-Reiz einzelne *Follikelgruppen* zu überaktiven mikrofollikulären Adenomknoten proliferieren, *die bevorzugt das jodärmere und stoffwechselaktivere der beiden Schilddrüsenhormone, das Trijodthyronin, zum Ausgleich des Jodmangels bilden.*

Die autonomen Schilddrüsenzellen produzieren nicht mehr bedarfsgerecht Schilddrüsenhormon, sondern „*autonom*", also unabhängig vom Bedarf. Die Freisetzung von Schilddrüsenhormon aus multilokulären oder solitären autonomen Adenomen erfolgt unabhängig von der hypophysären TSH-Regulation.

Diese häufig in Jodmangelstrumen nachweisbaren autonomen Gewebsbezirke führen im Anfangsstadium deshalb nicht zu einer Hyperthyreose, weil einerseits nur geringe Mengen autonomen Gewebes vorhanden sind, andererseits dem autonomen Gewebe aufgrund des alimentären Jodmangels das Jodid zur überschießenden Hormonsynthese fehlt.

Autonomes Schilddrüsengewebe findet sich vor allem bei älteren Patienten mit Knotenstrumen, da bei Persistieren des alimentären Jodmangels die Strumen der Patienten mit zunehmendem Alter größer und knotiger werden, wobei auch der Anteil an autonomem Gewebe zum Ausgleich des Hormonmangels in den Knoten zunimmt.

Im Anfangsstadium mit wenig Bezirken disseminierter Autonomie oder bei kleinen autonomen Adenomen handelt es sich lediglich um Formen einer „latenten Hyperthyreose". *Bei plötzlicher Steigerung des Jodangebots kann es bei Patienten, deren Schilddrüsen größere Anteile autonomen Gewebes enthalten, zu einer jodinduzierten manifesten Hyperthyreose kommen.* Meist wird bei vorhandener Schilddrüsenautonomie eine Schilddrüsenüberfunktion erst durch unphysiologisch hohe Joddosen, selten durch die zusätzliche Verabreichung von Jodid in Mikrogrammengen im Rahmen der Jodprophylaxe ausgelöst.

Die Schilddrüsenautonomie sollte nicht der einfachen blanden Struma zugeordnet werden, da definitionsgemäß bei der blanden Struma eine Hyperthyreose auszuschließen ist, Patienten mit Schilddrüsenautonomie ein Hyperthyreoserisiko tragen oder von vornherein mit einer Hyperthyreose einhergehen und schließlich diese Patienten nicht für eine Schilddrüsenhormonbehandlung in Frage kommen.

In Kropfendemiegebieten sind die disseminierte Autonomie bzw. das autonome Adenom in bis zur Hälfte der Fälle Ursache einer hyperthyreoten Stoffwechsellage. Von einem kompensierten zu einem dekompensierten autonomen Adenom gibt es fließende Übergänge, so daß eine Euthyreose, latente Hyperthyreose oder manifeste Hyperthyreose mit einem entsprechenden Muster von Laborwerten vorkommen kann (Abb. 19).

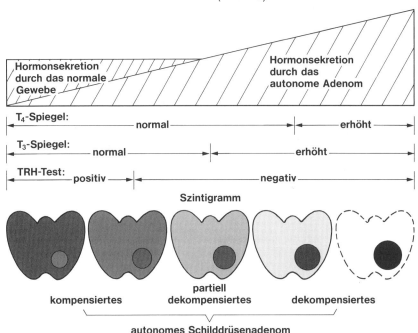

Abb. 19 Schematische Darstellung der Entwicklung einer Schilddrüsenautonomie vom kompensierten zum dekompensierten autonomen Adenom in Beziehung zum Ergebnis der Schilddrüsenhormonparameter

5.2 Einteilung der Schilddrüsenautonomie

Die *disseminierte Autonomie* ist charakterisiert durch multiple, über die ganze Schilddrüse verstreute Nester autonomer Follikel.

Die Begriffe *„kompensiertes"* und *„dekompensiertes"* autonomes Adenom, ursprünglich rein szintigraphische Kriterien zur Einteilung der autonomen Adenome, werden neuerdings nach dem klinischen Gesamtbild verwendet. Die Einteilung der autonomen Adenome erfolgt vorwiegend nach den Laborparametern, vor allem nach dem Ergebnis des TRH-Testes.

5.3 Klinik der Schilddrüsenautonomie

Aufgrund der verschiedenen Stadien der Schilddrüsenautonomie kann das klinische Bild sehr bunt sein.

Autonome Adenome sind oft maskiert und auch szintigraphisch im Anfangsstadium noch nicht nachweisbar. Erst der in Abb. 19 dargestellte Übergang in partiell bzw. völlig dekompensierte autonome Adenome geht mit latent oder manifest hyperthyreoter Stoffwechsellage einher.

Hyperthyreote Symptome treten meist erst auf, wenn durch hohe Joddosen (überwiegend iatrogen verabreicht) bei Patienten mit vorbestehender latenter Autonomie der Schilddrüse eine klinisch manifeste Hyperthyreose ausgelöst wird.

Die Symptome bei autonomen Adenomen sind sehr unterschiedlich. *Es findet sich oft eine Oligosymptomatik,* wobei Tachykardie, Gewichtsverlust, Wärmeempfindlichkeit, Schlaflosigkeit im Vordergrund stehen.

Das autonome Adenom ist häufig Ursache der Hyperthyreose des höheren Lebensalters. Wegen der mono- bzw. oligosymptomatischen Verlaufsform wird es oft lange Zeit nicht erkannt.

Im Gegensatz zur Basedow-Hyperthyreose geht das autonome Adenom nie mit einer endokrinen Orbitopathie einher. Im Krankheitsverlauf besteht insofern ein Unterschied, als die Schilddrüsenautonomie im Gegensatz zur Basedow-Hyperthyreose keine Tendenz zur Remission erkennen läßt.

5.4 Diagnose der Schilddrüsenautonomie

Der *Verdacht* auf eine disseminierte Autonomie muß geäußert werden, wenn *im Zusammenhang mit* der Möglichkeit *einer Jodexposition* hyperthyreoseverdächtige Symptome bei Strumapatienten auftreten. Es ist dann gezielt nach entsprechenden Untersuchungen mit jodhaltigen Röntgenkontrastmitteln ebenso wie nach den vielfältigen Möglichkeiten der Jodzufuhr durch Pharmaka (s. Tab. 10, Anhang) zu fragen. Nicht selten bestehen auch Zusammenhänge mit Urlaubsreisen in Länder mit hoher Jodzufuhr durch die Nahrung wie z. B. die Vereinigten Staaten, Kanada u. a.

Eine wichtige Möglichkeit, bei Euthyreose das Vorliegen autonomen Gewebes aufzuspüren, besteht darin, das thyreoidale Anraffungsverhalten für Jodid oder Pertechnetat mit den metabolisch relevanten Hormonfraktionen im Serum zu vergleichen. Der Verdacht auf eine thyreoidale Fehlregulation ergibt sich, wenn die Jodid-Clearance oder das Clearance-Äquivalent in Relation zu einem Parameter für das freie Thyroxin zu hoch erscheinen.

Einfacher ist die Diagnose des kompensierten oder dekompensierten autonomen Adenoms. *Leitsymptom ist der meist tastbare, schon längere Zeit bestehende Strumaknoten.* Das Sonogramm zeigt bei autonomem Adenom häufig ein echoarmes Areal, während das perinoduläre, nicht der Autonomie unterliegende Schilddrüsengewebe von normaler dichter Echostruktur zur Darstellung kommt (Abb. 11).

Um das echoarme Areal innerhalb der Schilddrüse differentialdiagnostisch vor allem gegenüber einem Schilddrüsenmalignom abzugrenzen, ist die Schilddrüsenszintigraphie neben der Abklärung der Schilddrüsenfunktion (Abb. 19) nach dem in Abb. 13 dargestellten diagnostischen Stufenprogramm in jedem Fall erforderlich.

Beim kompensierten autonomen Adenom, das häufig einen Zufallsbefund darstellt, sind die peripheren *Schilddrüsenhormonspiegel in der Regel normal.* In Übereinstimmung mit dem szintigraphischen Bild, das auch eine Radionuklidanreicherung im perinodulären Schilddrüsengewebe zeigt, ist die endogene TSH-Sekretion nicht völlig supprimiert und durch TRH oft noch normal (oder subnormal) stimulierbar (Abb. 19). Es kann auch vorkommen, daß der TRH-Test nach i.v. Applikation des TRH schon negativ, nach oraler Applikation des TRH jedoch noch positiv ausfällt. Der Nachweis der Autonomie muß über den Suppressionstest erfolgen, der zur Unterdrückung der TSH-Sekretion und damit zur Ruhigstellung des perinodulären Gewebes führt, ohne das autonome Adenom zu supprimieren.

Ein *Suppressionsszintigramm* ohne ergänzende Messung der thyreoidalen Radionuklidaufnahme führt häufig zu Fehldiagnosen. Das Ziel der diagnostischen Suppression ist der qualitative und quantitative Nachweis autonomen, d. h. nicht regelbaren Schilddrüsengewebes.

Die langzeitige Suppression der Schilddrüse über 14 Tage – meist mit 200 µg L-Thyroxin pro Tag – gewährleistet, daß alle regelbaren Gewebeanteile der Schilddrüse supprimiert werden, so daß die verbleibende Radionuklidaufnahme nicht nur die Existenz autonomen Gewebes beweist, sondern auch eine Abschätzung von dessen Menge erlaubt.

Das *dekompensierte autonome Adenom* zeigt *im Szintigramm* einen solitären *„heißen"* Speicherungsbezirk ohne Darstellung von *perinodulärem Gewebe,* das jedoch *im Sonogramm meist gut nachweisbar* ist. Mit dem TRH-Test wird das funktionelle Verhalten der TSH-Sekretion im Regelkreis Hypophyse-Schilddrüse überprüft.

Steht die Sonographie nicht zur Verfügung, kann durch ein Wiederholungsszintigramm (ohne erneute Gabe eines radioaktiven Indikators) mit empfindlicherer Geräteeinstellung (sog. übersteuertes Szintigramm) vor allem durch die Gamma-Kameraszintigraphie im allgemeinen das perinoduläre Gewebe sicher nachgewiesen werden, da die Schilddrüse auch ohne thyreotrope Stimulation eine basale Hormonproduktion aufrecht erhält.

Die Diagnostik des autonomen Adenoms in der Übergangsform vom kompensierten zum dekompensierten Typ ist einfach, da der TRH-Test schon negativ ausfällt, während klinisch und laborchemisch aber noch eine euthyreote Stoffwechsellage besteht (Abb. 19). In diesen Fällen besteht wie bei der disseminierten Autonomie ein potentielles Hyperthyreoserisiko für den Patienten, vor allem bei Applikation jodhaltiger Medikamente.

5.5 Therapie der Schilddrüsenautonomie

Die *disseminierte Autonomie* der Schilddrüse ohne Hyperthyreose bedarf nicht unbedingt einer Behandlung. Prophylaktisch sollte das Risiko einer manifesten Hyperthyreose durch Vermeidung einer Jodexposition niedrig gehalten werden. Die klinisch manifeste Hyperthyreose ist abhängig von der Höhe und Dauer der Jodbehandlung und der Menge der autonomen Zellen. Bei leichteren Formen der Hyperthyreose, bedingt durch disseminierte Autonomie, genügt oft eine symptomatische Behandlung mit Betarezeptorenblockern, da sich die Hyperthyreosesymptomatik oft nach Abklingen der Jodexposition wieder zurückbildet. Bei ausgeprägter Hyperthyreose sind *nach thyreostatischer Vorbehandlung* die *subtotale Strumektomie oder* die *Radiojodtherapie* angezeigt.

Das *autonome Adenom* ohne Hyperthyreose bedarf nicht in jedem Fall einer kausalen Behandlung, zumal Spontanheilungen (z. B. durch zystische Degenerationen, Einblutungen) immer wieder beobachtet werden. Von einer einheitlichen Tendenz zur Verschlechterung beim autonomen Adenom kann nicht die Rede sein. Die Regel ist viel eher, daß der Befund konstant bleibt. Die Gefahr liegt lediglich in einer Jodexposition.

Beim autonomen Adenom mit Hyperthyreose bieten sich , wie bei der disseminierten Autonomie, als definitive Therapieformen die Operation des autonomen Adenoms oder *alternativ* die *Radiojodtherapie* an.

Thyreostatika scheiden für die Dauertherapie aus, da im Gegensatz zur Basedow-Hyperthyreose Spontanremissionen beim autonomen Adenom nicht beobachtet werden.

5.5.1 Operation des autonomen Adenoms

Die operative Enukleation des autonomen Adenoms empfiehlt sich *bei großen Adenomen, jüngeren Patienten, Schwangeren, Adenomen in multinodösen*

Strumen, vor allem bei gleichzeitigem Vorliegen szintigraphisch „kalter" bzw. sonographisch auffälliger Gewebsareale.

Die Operation sollte in euthyreotem Zustand durchgeführt werden, d. h. nach Vorbehandlung mit Thyreostatika (s. 6.5.1), evtl. lediglich nach Gabe von Betarezeptorenblockern (Propranolol). Die medikamentöse Therapie soll jedoch nur eine vorbereitende, keine Langzeittherapie darstellen.

Das Risiko bei der Operation entspricht demjenigen, das bei der Operation der blanden Struma angegeben wurde. Die chirurgische Enukleation autonomer Schilddrüsenknoten sichert fast immer einen vollständigen Erfolg, während die Radiojodtherapie oft erst nach mehrmaliger Radiojodgabe erfolgreich ist.

5.5.2 Radiojodresektion des autonomen Adenoms

Die Behandlung mit ^{131}J wird bevorzugt *bei Patienten jenseits des generationsfähigen Alters, besonders bei Kontraindikationen für die Operation* angewandt. Vor allem kleine Adenome eignen sich für diese im Abschnitt 4.7.4 ausführlich beschriebene Therapieform.

Ziel der Behandlung ist die selektive Ausschaltung des autonomen Adenoms. Hierzu ist im allgemeinen eine *relativ hohe ^{131}J-Menge erforderlich,* um eine Herddosis von 30 000 bis 40 000 rad zu erreichen. Diese Dosis ist um ein vielfaches höher als bei der Radiojodbehandlung einer Basedow-Hyperthyreose.

Zum Schutz des normalen, nicht der Autonomie unterliegenden perinodulären Schilddrüsengewebes werden beim kompensierten autonomen Adenom 100 µg L-Trijodthyronin oder besser 200 µg L-Thyroxin pro Tag zwei Wochen vor bis zehn Tage nach der ^{131}J-Gabe gegeben. Hierdurch wird eine Aufnahme der therapeutischen ^{131}J-Dosis in dem perinodulären Gewebe, das oft nicht vollständig supprimiert ist, verhindert. Die Suppression des perinodulären Gewebes ist bei dekompensierten autonomen Adenomen und älteren Patienten nicht erforderlich.

Die durchschnittliche *Dauer bis* zur szintigraphisch nachweisbaren *Ausschaltung der autonomen Adenome beträgt vier bis sechs Monate.* Dieser verzögerte Wirkungseintritt stellt einen Nachteil gegenüber der operativen Enukleation des autonomen Adenoms dar. Der Vorteil der Radiojodtherapie liegt jedoch in der geringen Belastung des Patienten. Die Radiojodtherapie hinterläßt einen inaktiven stummen Knoten in einer gesunden Schilddrüse (s. Farbtafel III, 1).

Gelegentlich gelingt lediglich eine Überführung eines dekompensierten in ein kompensiertes autonomes Adenom, so daß eine zweite Radiojodtherapie erforderlich ist. Auch nach Radiojodbehandlung bleibt die Neigung zur Autoregulation bei Fortbestand des alimentären Jodmangels erhalten. Rezidive sind jedoch selten.

Hypothyreosen treten dann auf, wenn im Rahmen der Radiojodtherapie das perinoduläre Schilddrüsengewebe durch die Schilddrüsenhormongabe nicht ausreichend supprimiert wurde.

5.5.3 Verlaufsuntersuchungen

Eine Überprüfung der Schilddrüsenfunktion ist sechs Monate nach der Operation bzw. nach der Radiojodbehandlung empfehlenswert. Eine generelle postoperative Schilddrüsenhormonbehandlung kann wie nach subtotaler Strumektomie einer blanden Struma erforderlich sein, wenn eine Rezidivgefahr, z. B. bei multinodöser Struma besteht. In jedem Fall ist es wichtig, für eine ausreichende Jodprophylaxe z. B. durch Verwendung jodierten Speisesalzes zu sorgen, da die Pathogenese der Schilddrüsenautonomie bei Fortbestand des Jodmangels zur erneuten Entwicklung autonomer Gewebsbezirke in der Restschilddrüse führen kann. Jod kann auch in Tablettenform in einer Dosis von 100 bis 150 µg Jodid gegeben werden.

Im Rahmen der Verlaufsuntersuchung ist eine *szintigraphische Kontrolle sinnvoll,* da nur auf diese Weise die Ausschaltung des funktionstüchtigen autonomen Gewebes sicher durch ein ,,kaltes" Areal nachgewiesen werden kann, während bei der Sonographie das vernarbte autonome Adenom, wenn auch im allgemeinen kleiner als vor der Radiojodtherapie, weiterhin meist echoarm zur Darstellung kommt.

Wenn die peripheren Schilddrüsenhormonparameter eine latente Hypothyreose anzeigen, sollte zur Substitution eine Schilddrüsenhormonbehandlung in entsprechender Dosierung (s. 9.5.2) erfolgen.

5.5.4 Prophylaxe der Schilddrüsenautonomie

Das Problem der durch Schilddrüsenautonomie bedingten Hyperthyreose wird man in der Bundesrepublik niemals in den Griff bekommen, wenn man sich nicht entschließt, durch eine Jodprophylaxe die Häufigkeit des Jodmangelkropfes, der Vorkrankheit der Schilddrüsenautonomie, zu senken. *Nach Einführung der Jodprophylaxe werden Schilddrüsenautonomien in anderen Ländern zunehmend seltener.*

Leider sehen sich die Befürworter der Jodprophylaxe, wie im Kapitel ,,Blande Struma" ausgeführt, seit Jahrzehnten den gleichen Gegenargumenten gegenüber: Immer wieder wird angeführt, daß durch die Jodprophylaxe bei Schilddrüsenautonomie nach Ausgleich des Joddefizits eine Hyperthyreose ausgelöst werden kann. Auf der australischen Insel Tasmanien wurde beobachtet, daß durch die zusätzliche tägliche Aufnahme von 80 bis 300 µg Jod nach Zusatz von Jod zum Brot die Rate der Hyperthyreosen von vorher 0,03 % auf maximal 0,13 % anstieg, jedoch schon nach drei bis vier Jahren auf die ,,normale" Hyperthyreoseinzidenz von 0,05 % wieder abfiel. Dieses geringe vorübergehende Ansteigen der Inzidenz der jodinduzierten Hyperthyreose darf jedoch kein Gegenargument gegen die Jodsalzprophylaxe sein. Denn auf lange Sicht ist eine Abnahme der auf dem Boden autonomer Schilddrüsenerkrankungen entstandenen Hyperthyreosen zu erwarten. Eine ausreichend mit Jod versorgte Bevölkerung ist langfristig weniger gefährdet.

Jeder Arzt sollte daher seinen Patienten zur Kropfprophylaxe mit jodiertem Speisesalz raten, da die jetzt in der Bundesrepublik zur Verfügung stehenden Jodsalze, wie in Abschnitt 4.7.1 erwähnt, das alimentäre Joddefizit von täglich im Mittel 100 µg sicher ausgleichen.

5.6 Zusammenfassung

Die autonome Umwandlung der Schilddrüse ist Ausdruck einer Fehlanpassung an den alimentären Jodmangel, d. h. eine Folgekrankheit der blanden Struma. Sie kommt disseminiert oder lokalisiert vor. Von der latenten Hyperthyreose bis zur manifesten Hyperthyreose gibt es fließende Übergänge. Die Frühdiagnose und Abgrenzung gegenüber dem M. Basedow sind of schwierig. Die Therapie der Schilddrüsenautonomie ist kausal: Entweder chirurgische Resektion des autonomen Gewebes oder Destruktion der autonomen Thyreozyten durch ^{131}J-Behandlung. Die Langzeittherapie mit Thyreostatika scheidet aus. Durch Jodprophylaxe ließen sich langfristig autonome Umwandlungen der Jodmangelstruma eliminieren.

6 Basedow-Hyperthyreose

Gegenüber den Schilddrüsenautonomien ist die Basedow-Hyperthyreose abzugrenzen, da diese klassische Hyperthyreose anders als die der Schilddrüsenautonomie behandelt wird. Die Basedow-Hyperthyreose kommt ohne und mit Schilddrüsenvergrößerung sowie ohne und mit endokriner Orbitopathie vor.

6.1 Ursachen der Basedow-Hyperthyreose

Nach dem heutigen Stand des Wissens ist der M. Basedow eine genetisch determinierte, *durch autoimmunologische Prozesse ausgelöste Erkrankung*. Thyreotrope Antikörper wie der Long Acting Thyroid Stimulator (LATS) und andere, heute meistens als Thyroid Stimulating Immunoglobulins (TSI) oder Thyrotropin Displacing Antibodies (TDA) bezeichnet, spielen eine wesentliche Rolle bei der vom Regelkreis Hypophyse-Schilddrüse unabhängigen Stimulation der Thyreozyten (Abb. 20).

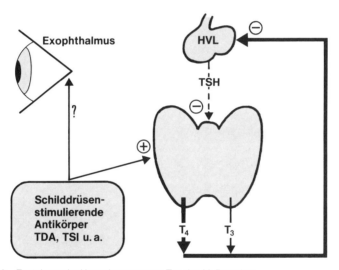

Abb. 20 Enstehung der Hyperthyreose vom Typ des M. Basedow

Bei der Hyperthyreose vom Typ des M. Basedow werden die Thyreozyten durch Autoantikörper gegen den TSH-Rezeptor stimuliert. Darüber hinaus deutet der bei Patienten mit M. Basedow häufige Befund eines positiven Nachweises von Antikörpern gegen Schilddrüsenantigene darauf hin, daß bei vielen von ihnen auch eine Immunthyreoiditis unterschiedlichen Ausmaßes besteht. Das vermehrte Vorkommen von HLA-8- und anderen Antigenen des HLA-Systems weist auf eine *genetische Prädisposition* beim Entstehen der

Basedow-Hyperthyreose hin und läßt die Entwicklung einer organspezifischen endokrinen Autoimmunität vermuten.

Da schilddrüsenstimulierende Antikörper bei Patienten mit Schilddrüsenautonomie (und Hyperthyreose) nicht nachgewiesen werden können, handelt es sich mit großer Sicherheit beim M. Basedow und der Schilddrüsenautonomie um zwei verschiedene Erkrankungen, wobei bei disseminierter Autonomie der Schilddrüse die Differentialdiagnose gegenüber der Basedow-Hyperthyreose schwierig sein kann, wenn keine endokrinen Augenzeichen vorliegen, da die routinemäßige Bestimmung der die Thyreoidea stimulierenden Immunglobuline bisher nicht möglich ist.

6.2 Einteilung der Hyperthyreosen

Im Einzelfall kann die klinische Zuordnung eines Patienten zu einer der beiden Krankheitsgruppen – Schilddrüsenautonomie oder Basedow-Hyperthyreose – schwierig oder unmöglich sein. Das Vorliegen einer Immunhyperthyreose kann nur bei Patienten mit den Zeichen einer sog. ,,endokrinen'' Orbitopathie (s. Kapitel 7) als gesichert gelten. Bei Patienten mit Hyperthyreose (ohne und mit Schilddrüsenvergrößerung) ohne endokrine Augenzeichen kann die Hyperthyreose vom Typ des M. Basedow oft nur indirekt gegen die disseminierte Schilddrüsenautonomie abgegrenzt werden.

Die Basedow-Hyperthyreose ist ferner abzugrenzen gegen die Hyperthyreosis factitia (bei überdosierter Verordnung von Schilddrüsenhormonen), die seltene Hyperthyreose bei Schilddrüsenkarzinom mit endokrin wirksamen Metastasen, die Hyperthyreose bei TSH-bildenden Adenomen des Hypophysenvorderlappens und anderen Tumoren, die Proteohormone mit TSH-ähnlicher Aktivität sezernieren können. Auf diese relativ seltenen Erkrankungen, die meist nur passager auftreten, wird im Rahmen dieser Darstellung im einzelnen nicht eingegangen.

Differentialdiagnostisch ist schließlich an eine Frühform einer subakuten oder chronischen Thyreoiditis (s. Kapitel 8) mit hyperthyreoter Stoffwechsellage zu denken.

6.3 Klinik der Basedow-Hyperthyreose

Die Basedow-Hyperthyreose kommt in jedem Alter vor, zwei Drittel aller Patienten sind jedoch älter als 35 Jahre. Die *Basedow-Hyperthyreose ist bei Frauen etwa fünfmal häufiger* als bei Männern.

Die Basedow-Hyperthyreose manifestiert sich ähnlich wie die blande Struma vorwiegend in Zeiten einer insgesamt veränderten Situation des Endokriniums, so vor allem während der Pubertät, in und nach einer Schwangerschaft sowie im Klimakterium.

Die Erkrankung kann vielgestaltig in Erscheinung treten. Am schwierigsten ist die subklinische Verlaufsform einer Hyperthyreose zu erkennen mit über

Jahre anhaltenden, nicht immer charakteristischen Symptomen. Je ausgeprägter die Symptome der Hyperthyreose, desto leichter ist die Diagnose (Farbtafel III, 2).

Es ist nicht möglich, in dieser kurzen Übersicht eine Systematik der klinischen Symptome der Hyperthyreose zu geben. Einige Besonderheiten seien jedoch erwähnt:

Hyperthyreosekranke haben meist an Körpergewicht abgenommen, sind mager, klagen über innere Unruhe, Herzklopfen, Schlaflosigkeit, Neigung zu Durchfällen. Die Patienten neigen zu heftigen Gemütsreaktionen, zu Schweißausbruch, plötzlichen Schwächezuständen.

Leitsymptome sind eine feuchtwarme Haut, eine Dauertachykardie, eine Erhöhung des Blutdrucks mit großer Blutdruckamplitude, ein feinschlägiger Tremor der ausgestreckten Finger und bei begleitender endokriner Orbitopathie entsprechende Augenzeichen, die oft zuerst auf das Vorliegen einer Basedow-Hyperthyreose hinweisen, zumal Patienten mit Basedow-Hyperthyreose oft dissimulieren und häufig den Arzt nicht aufsuchen.

Vor allem *bei älteren Patienten* finden sich *atypische Verlaufsformen.* Bei alten Patienten mit der Befundkombination Anorexie, Vorhofflimmern und Tachykardie liegt häufig eine Hyperthyreose vor. Gerade der unklare Gewichtsverlust und die unklaren abdominellen Beschwerden sind häufig Anlaß für Untersuchungen mit jodhaltigen Röntgenkontrastmitteln, z. B. im Rahmen einer Tumorsuche, wodurch eine Hyperthyreose sich krisenhaft verschlechtern kann. An eine Hyperthyreose sollte daher bei alten Patienten häufiger gedacht werden.

Wenn eine Schilddrüsenvergrößerung vorliegt, ist häufig ein Schwirren aufgrund der vermehrten Durchblutung der Schilddrüse über der Struma zu hören, das sich bei disseminierter Autonomie nicht findet. Im übrigen ist der lokale Befund im Bereich der Schilddrüse am wenigsten typisch für eine Hyperthyreose. Entscheidend ist der Hypermetabolismus, der durch die ungesteuerte Mehrproduktion der Schilddrüsenhormone an den verschiedensten Organen und Organsystemen durch entsprechende Veränderungen zum Ausdruck kommt.

6.4 Diagnose der Basedow-Hyperthyreose

Beim klinischen Vollbild der Hyperthyreose ist die Diagnose einfach. Trotzdem sollten Laboratoriumsteste zur Feststellung des Schweregrades der Erkrankung und als Ausgangsparameter für Verlaufsuntersuchungen eingesetzt werden.

Zum *Nachweis einer Hyperthyreose* dienen die Bestimmung der Schilddrüsenhormone *Thyroxin und Trijodthyronin im Serum,* ggf. kombiniert mit einem Parameter für das freie Thyroxin. *Bei oligosymptomatischen Verlaufsformen* kann der *TRH-Test,* z. B. zum Nachweis einer Hyperthyreose mit isolierter T_3-Erhöhung, notwendig werden. Der Einsatz des TRH-Testes ist vor allem bei leichteren Hyperthyreoseformen unerläßlich, da er bei positiver TSH-Antwort auf TRH-Stimulation eine Hyperthyreose mit sehr großer Wahrscheinlichkeit ausschließt, während ein negativer TRH-Test nicht immer gleichbedeutend mit einer Hyperthyreose sein muß.

Bei der Basedow-Hyperthyreose muß der TRH-Test definitionsgemäß negativ ausfallen, da die Thyreoidea stimulierenden Immunglobuline hier die Rolle des Stimulans an Stelle von TSH übernehmen. Da die Ausschüttung der Thyreoidea stimulierenden Immunglobuline, anders als die von TSH, durch hohe periphere Schilddrüsenhormonspiegel nicht unterdrückt wird, erfolgt ständig eine Stimulation der Schilddrüse zur Hormonbildung. Die erhöhten freien Schilddrüsenhormonfraktionen supprimieren die TSH-Produktion und -Sekretion im Hypophysenvorderlappen (Abb. 21).

Ergänzend ist eine morphologische Untersuchung der Schilddrüse angezeigt. Die *Sonographie zeigt* bei Basedow-Hyperthyreose in etwa 75 % der Fälle ein *diffus echoarmes Muster* als Ausdruck der Autoimmunerkrankung. Differentialdiagnostisch ist eine Struma lymphomatosa Hashimoto, bei der das diffus echoarme Muster in 90 % der Fälle vorkommt, abzugrenzen (Abb. 11).

Die *Schilddrüsenszintigraphie* ist *nur in Zweifelsfällen,* vor allem bei knotig veränderten Strumen, insbesondere auch zur differentialdiagnostischen Abgrenzung gegenüber dem autonomen Schilddrüsenadenom angezeigt. Die *Bestimmung der Thyreoglobulin-Antikörper und der mikrosomalen Antikörper* ist zur Differentialdiagnose gegenüber den verschiedenen Formen der Thyreoiditis, die im Anfangsstadium mit einer hyperthyreoten Stoffwechsellage einhergehen können, geeignet (s. Abschn. 3.2.5).

Der Radiojod-Zweiphasentest ist nur angezeigt, wenn eine Radiojodtherapie der Hyperthyreose geplant ist.

6.5 Medikamentöse Therapie der Basedow-Hyperthyreose

Aufgrund der Pathogenese des M. Basedow ist *jede Art der Therapie rein symptomatischer Art.* Eine echte Heilung ist bislang durch Medikamente nicht möglich.

Ziel jeder Behandlung ist, die über den Bedarf hinausgehende Produktion und Sekretion von Schilddrüsenhormonen zu bremsen oder zu blockieren, da mit der Normalisierung der Hormonkonzentrationen im Blut in der Regel auch die Symptome der Erkrankung verschwinden.

Dieses Ziel läßt sich durch drei verschiedene symptomatische Behandlungsformen erreichen: Die Therapie mit Thyreostatika, die Operation (subtotale Thyreoidektomie) und die Radiojodtherapie.

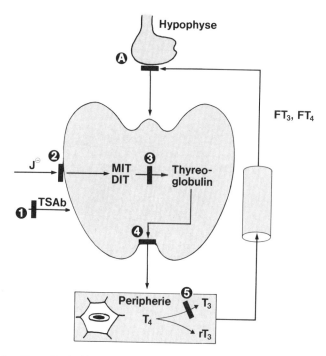

Abb. 21 Angriffspunkte der Thyreostatika in der Schilddrüse

A Durch die bei Hyperthyreose erhöhte Konzentration der Schilddrüsenhormone im Serum ist die TSH-Inkretion der Hypophyse supprimiert.

1 Carbimazol/Methimazol beeinflussen die Entstehung von die Schilddrüse stimulierenden Antikörpern (TSAb, TSI, TDA etc.).

2 Jodid in sehr hoher Dosierung und Perchlorat hemmen die Jodaufnahme in die Schilddrüse.

3 Thionamide (Carbimazol/Methimazol/Propylthiouracil) hemmen die Schilddrüsenhormonsynthese in der Schilddrüse.

4 Lithium hemmt die Freisetzung von Schilddrüsenhormon aus der Schilddrüse.

5 Propranolol und Propylthiouracil in hoher Dosierung hemmen die Konversion von T_4 nach T_3.

6.5.1 Therapie mit Thyreostatika

Eine Behandlung mit Thyreostatika hat das Ziel, bis zum Auftreten einer möglichen Spontanremission eine euthyreote Stoffwechsellage zu erreichen.

Unter den antithyreoidal wirksamen Pharmaka finden in der Klinik fast nur noch die Thioharnstoffderivate Carbimazol, Methimazol und Propylthiouracil Anwendung, in Spezialfällen auch noch Jodid in hoher Dosierung und Perchlorate, die kompetitiv die Aufnahme von Jodid in die Schilddrüse hemmen. Lithiumsalze hemmen die Hydrolyse des Thyreoglobulins und werden vor allem bei thyreotoxischen Krisen (s. 6.5.5) eingesetzt. In Abb. 21 sind die verschiedenen Angriffspunkte der thyreostatisch wirksamen Substanzen schematisch dargestellt.

Die Angaben über die *Dosierung* der einzelnen Thyreostatika schwanken in einem breiten Bereich. Es fällt jedoch auf, daß sowohl die Initial- als auch die Erhaltungsdosis niedriger sein kann als meist angegeben (Tabelle 5):

Tab. 5: Dosierung der Thyreostatika

Chemische Verbindung	Initialdosis (mg/Tag)	Erhaltungsdosis (mg/Tag)
Methimazol (Thiamazol)	20– 40	2,5– 10
Carbimazol	30– 60	5 – 15
Propylthiouracil	150– 300	50 –200
Perchlorat	1200–2000	100 –400

Die heute gebräuchlichsten Thyreostatika sind die Thionamide, vor allem das *Methimazol*. Carbimazol geht in vivo durch Esterasen in Leber und Plasma in Methimazol über und wirkt über seinen Metaboliten. Aus 10 mg Carbimazol entstehen etwa 6 mg Methimazol. Methimazol wird aktiv von der Schilddrüse aufgenommen, je nach deren Funktionszustand. Die Elimination des Methimazols aus der Schilddrüse geht sehr langsam vonstatten, so daß Methimazol nur *in einer ein-* (oder zwei-)*maligen täglichen Dosis* verabreicht werden braucht.

Je nach Schweregrad der Hyperthyreose wird die Behandlung mit einer höheren *Initialdosis* begonnen und bei Erreichen einer euthyreoten Stoffwechsellage mit einer niedrigen *Erhaltungsdosis* fortgesetzt, kombiniert mit einem Schilddrüsenhormonpräparat. In Abb. 22 ist das Vorgehen schematisch dargestellt, beginnend mit einer intialen Methimazol- bzw. Carbimazol-Dosis von 30 mg (bzw. 40 mg) und schrittweiser Reduktion zur Erhaltungsdosis von (5 bis) 10 mg. Die Thyreostatika bewirken auch einen immunsuppressiven Effekt. Im Vordergrund steht jedoch die symptomatische Therapie durch *Blockade der Schilddrüsenhormonsynthese* (Abb. 21).

Da der spontane Verlauf der Erkrankung durch in unregelmäßigen Zeitintervallen auftretende Remissionen und Rezidive gekennzeichnet ist, kann der individuelle Verlauf sehr verschieden sein. *Man kombiniert im allgemeinen nach Erreichen einer euthyreoten Stoffwechsellage die Behandlung mit einem Schilddrüsenhormonpräparat, wobei die Dosis des L-Thyroxins niedrig gewählt werden sollte, um nicht unnötig viel Methimazol oder Carbimazol geben zu müssen. Hierfür reichen im allgemeinen Dosen von (50 bis) 100 µg L-Thyroxin aus.* Diese Behandlung hat den Vorteil, daß phasenhaft auftretende hypothyreote Zustände bei Kontrolluntersuchungen in größeren Abständen vermieden werden. Ist eine engmaschige Kontrolle des Patienten möglich, kann die Behandlung auch mit einem Thyreostatikum allein durchgeführt werden, wenn möglich unter weiterer Reduktion der Dosis auf 2,5 bis 10 mg Methimazol/Carbimazol resp. 50 bis 100 mg Propylthiouracil (Abb. 23). Dies stellt die Methode der Wahl während der Schwangerschaft dar, s. 6.5.2.

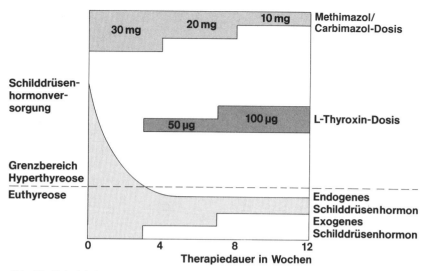

Abb. 22 Beispiel einer medikamentösen Dauertherapie einer Hyperthyreose mit Methimazol/Carbimazol kombiniert mit L-Thyroxin

Eine weitere, in Deutschland wenig übliche Variante ist das „Block and Replace"-Verfahren, bei dem durch ausreichend hohe Thyreostatika-Dosen (40 bis 60 mg Methimazol/Carbimazol) die Schilddrüse völlig blockiert wird und eine Substitutionsdosis von L-Thyroxin (150 bis 200 µg) den Hormonbedarf deckt.

Kontrovers wird die Frage diskutiert, wie lange eine thyreostatische Therapie durchzuführen ist. Der grundlegende immunologische Prozeß kann über Jahre anhalten. *Im allgemeinen gilt, daß man die konservative Behandlung mit Thyreostatika über 12 bis 18 Monate durchführen sollte.* Wenn zu diesem Zeitpunkt keine spontane Remission eingetreten ist, sollten alternative Behandlungsformen wie Schilddrüsenoperation und Radiojodbehandlung in Erwägung gezogen werden.

Da die thyreostatische Medikation die Hormonneusynthese, nicht aber die Sekretion der bereits synthetisierten Schilddrüsenhormone hemmt, empfiehlt sich *zu Anfang der thyreostatischen Behandlung zusätzlich* die Verordnung sedierender Medikamente und ggf. die *Gabe von Propranolol* als adjuvante Behandlung. Propranolol sollte jedoch nicht ohne schilddrüsenspezifische Therapie gegeben werden.

Propranolol hat seinen Platz wegen seiner schnellen, günstigen Beeinflussung der Hyperthyreosesymptomatik bei der Überbrückung des Zeitintervalls bis zum Wirkungseintritt einer thyreostatischen Therapie (auch als Zusatzmedikation bei der Operationsvorbereitung oder nach Radiojodtherapie). Pro-

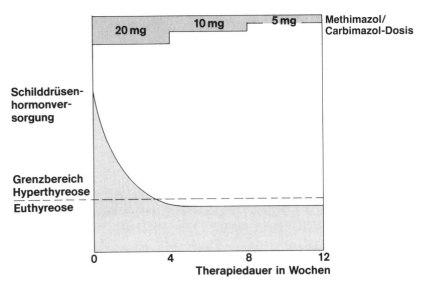

Abb. 23 Beispiel einer niedrig dosierten alleinigen thyreostatischen Dauerbehandlung einer Basedow-Hyperthyreose

pranolol sollte je nach Schweregrad der Hyperthyreose in einer Dosierung von 60 bis 240 mg über den Tag verteilt verabreicht werden. Dadurch werden die Tachykardie, das Herzminutenvolumen, die erhöhte Kontraktilität des Herzens und die vergrößerte Blutdruckamplitude vermindert, Arrhythmien werden gebessert. *Durch Propranolol wird die Konversion von Thyroxin zu Trijodthyronin gehemmt* (Abb. 21).

Die negative inotrope Wirkung der Betarezeptorenblocker auf das Myokard ist vor allem bei Patienten mit gleichzeitiger Herzinsuffizienz zu beachten. Eine Langzeittherapie mit Propranolol empfiehlt sich nicht, da dadurch die Beurteilung der Stoffwechselsituation verschleiert werden kann.

6.5.1.1 Nebenwirkungen der Thyreostatikatherapie

Bei jeder antithyreoidalen Therapie ist ein gewisses dosisabhängiges *Nebenwirkungsrisiko* vorhanden:

Die gefährlichste Nebenwirkung ist die *Knochenmarkdepression,* die, wenn sie nicht rechtzeitig erkannt wird, zur Agranulozytose führen kann. Weiterhin wurden unter der thyreostatischen Therapie, allerdings teilweise nur unter hohen Dosen, folgende, fast stets reversible Nebenwirkungen beobachtet: *Kopfschmerzen, Arzneimittelfieber, Arzneimittelexantheme und andere toxische Reaktionen, Gelenk- und Muskelschmerzen, Geschmacks- bzw. Geruchsstörungen, Drüsenschwellungen, Haarausfall, Pigmentveränderungen der Haut, gastrointestinale Störungen, Ikterus, hepatische Cholestase, Schmerzen ähnlich wie bei einer Neuritis oder Polyneuritis, Libidominderung, nephrotisches Syndrom, lokale Ödeme, Psychosen.*

Allerdings werden häufig Symptome des M. Basedow, der die Behandlung erforderlich macht, oder Symptome der Normalisierung des Schilddrüsenfunktionszustandes dem Medikament angelastet. Das gilt vor allem für leichtere Leukopenien, psychische Veränderungen, Leberenzymerhöhungen, arthritische Beschwerden und Haarausfall.

Zur Vermeidung der Folgen einer Schädigung der Granulozytenbildung ist die frühe Erkennung wichtig. Dazu dient eine *kontinuierliche Kontrolle des Leukozyten-Wertes* und vor allem eine eindringliche Aufklärung des Patienten: Er muß angewiesen werden, unter der Thyreostatika-Therapie besonders in der Anfangsphase plötzlich auftretende Halsschmerzen, Schluckbeschwerden, Fieber, Schleimhautentzündungen, Furunkelbildung etc. sofort dem Arzt zu melden.

Während Nebenwirkungen geringeren Grades bei Weiterführung der Therapie eventuell nach Dosis-Reduktion von selbst verschwinden (allergische Hauterscheinungen lassen sich z. B. oft mit einem Antihistaminikum gut beeinflussen), muß bei Verdacht auf sich anbahnende schwere Schädigungen, besonders *bei der Agranulozytose, das Thyreostatikum sofort abgesetzt* werden. Die Therapie einer Agranulozytose entspricht der üblichen Art. Beim plötzlichen Absetzen wegen einer schweren Nebenwirkung eines Präparates ist es erforderlich, die Behandlung mit einem Ausweichpräparat, z. B. mit Perchlorat oder auch mit Propylthiourazil fortzusetzen. Es kann auch versucht werden, allein mit Propranolol weiterzubehandeln.

6.5.1.2 Therapiekontrolle

Während der medikamentösen Behandlung der Hyperthyreose mit Thyreostatika sind regelmäßige kurzfristige Kontrollen, anfangs in zweiwöchigen, später in sich langsam auf acht bis zwölf Wochen ausdehnenden Abständen erforderlich. Im Vordergrund stehen die körperliche Untersuchung und als objektive Parameter vor allem das Verhalten von Körpergewicht, Pulsfrequenz sowie das allgemeine Befinden des Patienten.

Unter den laborchemischen Parametern (Abb. 24) sind vor allem der *Gesamttrijodthyroninspiegel* (und Gesamtthyroxinspiegel, ggf. kombiniert mit einem Parameter für das freie Thyroxin) zu kontrollieren. Wird eine isolierte Hypertrijodthyroninämie nachgewiesen, ist trotz normalen Serum-T_4-Spiegels die thyreostatische Dosis vorübergehend zu erhöhen. Die Änderung des klinischen Bildes erfolgt oft später als die der Hormonspiegel.

Schwer nachzuweisen ist, ob nach einer Langzeitbehandlung mit Thyreostatika eine Spontanremission der Basedow-Hyperthyreose eingetreten ist. Der TRH-Test bleibt oft lange nach Eintritt einer Remission negativ, wobei die Latenzzeit bis zu sechs Monaten andauern kann. Offensichtlich setzt die TSH-Sekretion erst nach einer hypothyreoten Übergangsphase wieder ein, so daß der TRH-Test zur Therapiekontrolle bei Hyperthyreose nicht geeignet ist.

Durch einen Suppressionstest mit Messungen der thyreoidalen Jodid- oder Pertechnetataufnahme vor und nach Gabe von Schilddrüsenhormon kann

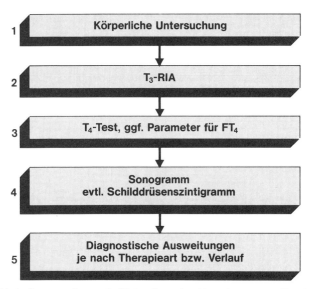

Abb. 24 Verlaufsuntersuchungen bei Behandlung einer Hyperthyreose vom Typ des M. Basedow

festgestellt werden, ob ein Rückgang der thyreoidalen Radionuklidaufnahme um mehr als 20 % des Ausgangswertes und damit eine Normalisierung des Regelkreises vorliegt. Dieser mit Fehlerquellen behaftete, zeitaufwendige Test hat sich nicht allgemein durchsetzen können.

Vielmehr sollte man die *Entscheidung vom klinischen Verlauf abhängig machen*. Patienten mit großen (und/oder) nodösen Strumen weisen eine höhere Rezidivrate nach Absetzen der Thyreostatika auf, ebenso Patienten, deren Schilddrüsenfunktion erst sehr spät nach Beginn der thyreostatischen Behandlung den euthyreoten Zustand erreicht. Weitere Anzeichen für eine Rezidivneigung sind, wenn das klinische Symptom „Schwitzen" unbeeinflußt von der konservativen Therapie bestehen bleibt und wenn die überhöhten Serum-T_3-Spiegel nur zögernd in den euthyreoten Bereich abfallen. Einen interessanten Parameter stellt möglicherweise die Änderung des Echomusters bei der Basedow-Hyperthyreose bei wiederholter sonographischer Untersuchung dar. Bei Eintritt einer Remission beobachtet man oft eine Normalisierung des Echomusters, während bei Fortbestand des Autoimmunprozesses die Echoarmut im Bereich der Schilddrüse bestehen bleibt.

Ob man künftig die *Prognose* der Erkrankung an Hand wiederholter Bestimmungen der TSI- bzw. TDA-Aktivität im Serum ablesen kann, bleibt abzuwarten. Das Persistieren der Erkrankung scheint bei Patienten, die erhöhte Antikörper-Titer gegen die Thyreozyten aufweisen, häufiger vorzukommen.

In fast 60 % der Fälle mit Basedow-Hyperthyreose heilt die Immunthyreopathie nicht aus, unabhängig von der Dauer der Behandlung. *Der große Vorteil* der Thyreostatikatherapie ist der rasche Wirkungseintritt, der Nachteil die hohe „Rezidiv"-Quote. Da jedoch die Hemmung der Schilddrüsenfunktion reversibel ist und anders als bei destruierenden Therapiemaßnahmen keine permanenten Hypothyreosen auftreten, sollte die Thyreostatikabehandlung bei Basedow-Hyperthyreose die Therapie der ersten Wahl sein, vor allem bei jüngeren Patienten mit normal großer und leicht vergrößerter Schilddrüse.

6.5.2 Schwangerschaft und Hyperthyreose

Während der Schwangerschaft ist eine Hyperthyreose selten, da die Konzeptionsfähigkeit bei hyperthyreoten Patientinnen reduziert ist. Eine leichte Hyperthyreose in der Schwangerschaft bessert sich oft spontan. Die Diagnose gerade leichterer Hyperthyreoseformen ist schwierig, da die peripheren Schilddrüsenhormonparameter in der Schwangerschaft durch Anstieg des TBG erhöht sind, der TRH-Test möglichst nicht durchgeführt werden sollte und eine Schilddrüsenszintigraphie sich verbietet. Für die Differentialdiagnose – Schilddrüsenautonomie oder Basedow-Hyperthyreose – kann die Sonographie Hinweise geben.

Eine antithyreoidale Behandlung der Hyperthyreose in der Schwangerschaft sollte in möglichst niedriger Dosierung und ohne die sonst übliche Kombination mit Schilddrüsenhormon erfolgen (Abb. 23), da Thionamide und Propylthiouracil in den fetalen Kreislauf übergehen, während die Schilddrüsenhormone die Plazentaschranke nicht passieren. Bei zu hoch dosierter thyreostatischer Behandlung werden konnatale Strumen bei den Kindern, zum Teil mit hypothyreoter Stoffwechsellage, beobachtet. Ohne Thyreostatika werden umgekehrt aufgrund der Aktivität der thyreoideastimulierenden Antikörper im mütterlichen Blut häufig bei den Kindern passagere hyperthyreote Zustände beobachtet. *Teratogene Schädigungen durch Thyreostatika sind nicht bekannt.* Es wurde schlüssig nachgewiesen, daß die im Vergleich zu den Kindern gesunder Mütter etwas erhöhte Mißbildungsrate bei Kindern, deren Mütter während der Schwangerschaft hyperthyreot waren, Folge der Hyperthyreose und nicht der thyreostatischen Therapie ist. Es gilt folgende

Tab. 6: Dosierung von Thyreostatika in der Schwangerschaft

Chemische Verbindung	Initialdosis mg/die	Erhaltungsdosis mg/die
Methimazol (Thiamazol)	10– 15	2,50– 10
Carbimazol	15– 20	5 – 15
Propylthiouracil	300–450	50 –150

Da *Schilddrüsenhormone* die Placenta nicht passieren und eine Strumaentwicklung beim Föten nicht verhindern können, *sollten sie nicht gegeben werden,* da andernfalls höhere Thyreostatika-Dosen erforderlich sind. Da ohnehin eine engmaschige Kontrolle der schwangeren Patientin erforderlich ist, können die potentiellen Nachteile der alleinigen niedrigdosierten Thyreostatika-Behandlung – hypothyreote Phasen, Strumawachstum – rechtzeitig erkannt und vermieden werden.

Propranolol kann *in der Initialphase* der Hyperthyreose gegeben werden, sollte jedoch nach Erreichen einer euthyreoten Stoffwechsellage abgesetzt werden, da Propranolol beim Föten zu einer Retardierung des Wachstums und zu Bradykardie führen kann. Während hyperthyreote Frauen selten schwanger werden, kann es nach Normalisierung der Hyperthyreose unter Thyreostatika zu einer Schwangerschaft kommen, so daß die thyreostatische Therapie bei jüngeren Frauen mit einer Maßnahme zur Empfängnisverhütung kombiniert werden sollte.

Bei Erreichen der Euthyreose kann im zweiten Trimenon, falls erforderlich, eine *subtotale Strumektomie* durchgeführt werden. Bei Müttern, die ausschließlich thyreostatisch in niedriger Dosierung behandelt wurden, ist während der Still-Periode ein Absetzen der Thyreostatika – wie seit kurzem bekannt ist – nicht unbedingt erforderlich, da der Übergang der Thyreostatika in die Brustmilch nur gering ist.

Die hier angegebenen therapeutischen Maßnahmen gelten vor allem für Hyperthyreosen, die im Verlauf einer Schwangerschaft auftreten. Bei bekannter Hyperthyreose sollten Frauen im gebärfähigen Alter mindestens bis zum Eintritt der Spontanremission einer Basedow-Hyperthyreose in irgendeiner Form eine Schwangerschaftsverhütung durchführen, um eine thyreostatische und/ oder operative Behandlung der Basedow-Hyperthyreose und vor allem auch eine Abortgefahr zu vermeiden.

6.5.3 Operative Behandlung der Basedow-Hyperthyreose

Während die Operation bei der Schilddrüsenautonomie an erster Stelle der therapeutischen Erwägungen steht, sollte die Operation bei der Basedow-Hyperthyreose erst *bei folgenden Indikationen* erfolgen:

– *Erfolglose medikamentöse Therapie*
  – Persistieren der Hyperthyreose nach medikamentösem Auslaßversuch
  – Mangelnde Kooperation des Patienten

– *Große Strumen,* vor allem noduläre Strumen mit mechanischer Beeinträchtigung und bei szintigraphischem Nachweis „kalter" Knoten.

Die *Indikation zur operativen Behandlung* wird *heute großzügiger* gestellt, einmal weil größere und noduläre Strumen im allgemeinen schlecht auf eine thyreostatische Therapie ansprechen, zum anderen *wegen der unbefriedigenden Dauererfolge der zeitlich aufwendigen medikamentösen Therapie* mit Thyreostatika sowie wegen der begrenzten Anwendbarkeit der Radiojodbehandlung bei jüngeren Patienten im generationsfähigen Alter.

Die Notwendigkeit einer präoperativen Vorbereitung von Patienten mit Hyperthyreose bis zum Erreichen einer euthyreoten Stoffwechsellage ist unumstritten. Das beabsichtigte Ziel, den *operativen Eingriff unter normalisierten Stoffwechselbedingungen* durchzuführen, wird am zuverlässigsten durch die in Abb. 22 schematisch dargestellte thyreostatische Langzeittherapie erreicht, kombiniert mit Schilddrüsenhormon, wobei sich zusätzlich zur Blockade der peripheren Hormonwirkung die Gabe des Betarezeptorenblockers Propranolol bewährt.

Alternativ kann die Operationsvorbereitung durch die in kürzerer Zeit den Eingriff ermöglichende gemeinsame Gabe von Jodid und Propranolol, nach der Gepflogenheit einiger Zentren auch zusätzlich zur thyreostatischen Vorbehandlung, erfolgen. Durch 6 ml Proloniumjodid und 120 bis 160 mg Propranolol pro die, eventuell ergänzt durch Sedierung, gelingt die Operationsvorbereitung stationär innerhalb von fünf bis sechs Tagen.

Die alleinige Jodvorbehandlung mit hochdosierter Lugol'scher Lösung hat heute nur noch wenig Anhänger.

Im allgemeinen wird bei diffusen Strumen die beiderseitige Resektion der Struma durchgeführt, wobei ein *Restparenchym von beidseits je etwa 10 bis 20 g* nach allgemeiner Erfahrung ein gutes Behandlungsresultat gewährleistet, d. h. eine geringe Rate an Rezidiv- oder Resthyperthyreosen und eine geringe Rate an postoperativen Hypothyreosen.

Postoperativ sollten die Betarezeptorenblocker vier bis fünf Tage weitergegeben werden wegen der infolge der Operation mit Ausschüttung von Schilddrüsenhormon noch erhöhten peripheren Schilddrüsenhormonspiegel. Bei Hyperthyreosen ist im Gegensatz zu blanden Strumen *postoperativ nicht grundsätzlich eine Rezidivprophylaxe* mit Schilddrüsenhormon notwendig, da das Risiko eines Strumarezidivs niedrig ist. Auf der anderen Seite ist wegen der Möglichkeit, daß sich eine Hypothyreose entwickelt, eine dauerhafte Nachsorge wichtig. Vor allem ältere Patienten benötigen oft eine Nachbehandlung mit Schilddrüsenhormon. Ob eine Thyroxinsubstitution notwendig ist, sollte nach den Ergebnissen des in Abb. 24 dargestellten Nachuntersuchungsschemas entschieden werden.

6.5.4 Radiojodbehandlung der Basedow-Hyperthyreose

Ein Teil der Kontraindikationen für die operative Behandlung der Basedow-Hyperthyreose stellt gleichzeitig die Indikationen zur zweiten Möglichkeit einer definitiven Hyperthyreosetherapie, der Gabe von ^{131}J dar. Diese Form einer internen Strahlentherapie ist *indiziert bei*

– *Patienten, die älter als 40 Jahre sind,*
– *bei Patienten mit Struma,*
– *bei Persistieren der Hyperthyreose nach thyreostatischer Therapie,*

- bei Rezidiven der Hyperthyreose,
- bei Rezidiven nach subtotaler Strumektomie,
- bei Kontraindikation zur Operation,
- bei toxischen Phänomenen bei thyreostatischer Therapie.

Das therapeutische Prinzip der ^{131}J-Behandlung beruht wie bei der Radiojodbehandlung der blanden Struma und der Schilddrüsenautonomie darauf, daß ^{131}J Schilddrüsengewebe zerstört, das durch Narbengewebe ersetzt wird. Bei der diffusen Basedow-Hyperthyreose werden die Thyreozyten homogen durchstrahlt. Die erzielte Gewebsdestruktion ist irreversibel und schreitet auch ohne erneute ^{131}J-Gabe oft fort. Dieser fortschreitende Gewebsuntergang und/oder die Remission des Autoimmunprozesses können Ursache einer Späthypothyreose nach Radiojodbehandlung sein. Gleichzeitig verhindert dieser Ablauf aber auch das erneute Auftreten einer Basedow-Hyperthyreose.

Da die Basedow-Hyperthyreose sehr viel empfindlicher gegen die ionisierende Strahlung des ^{131}J ist als die blande Struma mit Euthyreose oder die autonom umgewandelte Struma, sind zur Normalisierung des hyperthyreoten Stoffwechsels *Herddosen von* nur *5000 bis 10 000 rad erforderlich*, bei Knotenstrumen Herddosen bis zu 12 000 rad. Je nach Größe und Jodavidität der Schilddrüse müssen hierfür 4 bis 15 mCi ^{131}J einmalig zu Beginn eines etwa fünf- bis zehntägigen stationären Aufenthaltes in speziellen nuklearmedizinischen Therapieeinheiten verabreicht werden.

Die Radiojodtherapie kann durchaus auch unter einer Thyreostatika-Vorbehandlung durchgeführt werden, da die thyreoidale Radiojodaufnahme im allgemeinen hoch bleibt. Wegen des strahlenprotektiven Effektes der Thyreostatika sind jedoch oft höhere ^{131}J-Dosen erforderlich, so daß ein Absetzen der Thyreostatika wenige Tage vor der Radiojodtherapie bei vorübergehender Gabe von Propranolol zu bevorzugen ist. *Nach der Radiojodtherapie* sollten bei schweren Hyperthyreosen bis zum Eintritt der euthyreoten Stoffwechsellage *als Intervallbehandlung Thyreostatika in abfallender Dosierung*, selten kombiniert mit Schilddrüsenhormon, gegeben werden (Abb. 23).

Die volle *Wirkung der Radiojodtherapie* wird frühestens *nach drei bis sechs Monaten* erkennbar.

Vorteile der Radiojodtherapie sind die einfache Durchführung, die Wirksamkeit in 90 % der Fälle, die geringe Rezidivrate und eine geringe Exazerbationsrate nach der Therapie sowie das Fehlen lokaler Nebenwirkungen. *Nachteile* sind eine Latenzzeit von drei bis sechs Monaten bis zum Wirkungseintritt der Strahlentherapie, ein begrenzter Verkleinerungseffekt bei einer vor allem nodulär veränderten Struma, die Möglichkeit des Übergangs in eine Hypothyreose auch noch nach vielen Jahren, vor allem bei Patienten, bei denen die Antikörpertiter vor der Radiojodbehandlung erhöht waren. Es sollte in jedem

Fall aus diesem Grund eine individuelle Berechnung der für die Therapie erforderlichen ^{131}J-Menge angestrebt werden.

Es ist grundsätzlich sowohl nach Operationen als auch nach Radiojodbehandlungen besser, eine endogene Hormonproduktion zu erhalten, als ausschließlich auf exogene Hormongaben angewiesen zu sein. Andererseits sollten zu niedrige Radiojoddosen und zeitaufwendige Wiederholungstherapien vermieden werden.

Eine absolute Kontraindikation für die Radiojodtherapie besteht verständlicherweise in der Gravidität und Laktationsperiode sowie auch bei jugendlichen Patienten.

6.5.5 Notfalltherapie der thyreotoxischen Krise

Thyreotoxische Krisen können im Verlauf einer Basedow-Hyperthyreose, seltener auch bei einer Schilddrüsenautonomie jederzeit und nicht vorhersehbar auftreten. Ihre Ursachen sind nach wie vor unbekannt. Die akut lebensbedrohliche Dekompensation kann ausgelöst werden durch Jodexpositionen, Operationen und schwere Zweiterkrankungen.

Der *Prävention der thyreotoxischen Krise* durch eine verantwortungsvolle Diagnostik bei Hyperthyreoseverdacht und eine adäquate Behandlung der Hyperthyreose kommt daher eine entscheidende Rolle zu. Hierzu gehört, daß eine thyreostatische Therapie nicht frühzeitig abgebrochen wird, eine subtotale Strumaresektion nur in euthyreoter Stoffwechsellage vorgenommen wird, schwere Hyperthyreosen nicht ausschließlich mit Radiojod behandelt werden, Zweiterkrankungen bei bestehender Hyperthyreose intensiv gleichzeitig behandelt werden und vor allem Jodexpositionen bei bestehender Hyperthyreose unbedingt vermieden werden.

Entscheidend für die Prognose der thyreotoxischen Krise ist die frühzeitige klinische Diagnose.

Kardinalsymptome sind eine Hyperthermie bis 41 °C ohne Hinweise für einen akuten Infekt, bedingt durch eine enorme Stoffwechselsteigerung. Die Haut und Schleimhäute sind hochrot und heiß. Es kommt zu einer raschen Exsikkose des Patienten infolge der Hyperhidrosis. Weitere Flüssigkeitsverluste sind durch Erbrechen und profuse Durchfälle möglich, so daß eine Hyperosmolarität besteht. Die Tachykardie kann bis zu 200 Schläge pro Minute erreichen. Vorhofflattern bzw. Vorhofflimmerarrhythmie führen zur kardialen Dekompensation mit Blutdruckabfall und Kreislaufkollaps. Psychomotorische Unruhe, Angst und Verwirrtheit des Patienten, aber auch Apathie und schwere Adynamie mit schlaffer Muskulatur führen schließlich zur Somnolenz und zum Koma.

Eine *spezielle Diagnostik,* etwa das Abwarten der Ergebnisse spezifischer Laboratoriumsteste, ist infolge des hochakuten Krankheitsbildes fast immer unmöglich. Anamnese, vor allem das Wissen um eine vorbestehende Hyperthyreose, auslösende Faktoren und klinisches Bild reichen im allgemeinen für die Diagnose aus.

Bei geringstem Verdacht, daß sich eine thyreotoxische Krise anbahnt, sollte man nicht zögern, umgehend mit einer entsprechenden Behandlung zu beginnen, da die Prognose sehr rasch ungünstig wird. Eine thyreotoxische Krise sollte, wenn irgend möglich, in einer *Intensivpflege-Einheit* behandelt werden.

Für die Praxis ist wichtig, daß man durch entschlossene Anbehandlung kostbare Zeit für die Weiterbehandlung in der Klinik gewinnen kann. Liegt der *Verdacht* auf die Entwicklung einer Krise nahe, sollten *sofort Propranolol (1 mg pro Minute, max. insgesamt 10 mg) und Methimazol* (80 mg) intravenös, zusätzlich etwa 100 mg eines wasserlöslichen Glucocorticoid-Präparates sowie bei ausreichendem Blutdruck 0,25 bis 0,5 mg Reserpin intravenös verabreicht werden.

In der Klinik schließt sich im allgemeinen ein *polypragmatisches Vorgehen* an mit einer Dauerinfusion, der 160 bis 240 mg *Methimazol* sowie etwa 800 mg *Proloniumjodid* pro Tag zugegeben werden. Höhere Jodgaben haben keinen größeren Effekt, sondern führen nicht selten zu einer verstärkten Bronchialsekretion, die den Zustand des Patienten infolge erschwerter Atmung weiter verschlechtern kann. Bei vorausgegangenen hohen Jodgaben, d. h. bei jodinduzierter thyreotoxischer Krise, sind therapeutische Jodgaben kontraindiziert. An ihrer Stelle ist die intravenöse Gabe von *Lithiumchlorid* (1500 mg pro Tag) erfolgversprechend, da es vor allem die proteolytische Freisetzung von in der Schilddrüse präformierten Hormonen hemmt (Abb. 21).

An zweiter Stelle steht die Gabe von *Sympathikolytika* wegen der bedrohlichen, vor allem kardiovaskulären Symptome, d. h. die Gabe von Reserpin (0,5 mg mehrmals täglich) sowie von *Propranolol,* wobei die negativ inotrope Wirkung der die Betarezeptoren blockierenden Substanz auf das Myokard sowie Bronchusspasmus und Lungenödem zu beachten sind.

Der Einsatz von *Glucocorticoiden* ist erforderlich zur Substitution der Nebennierenrindeninsuffizienz, deren Erschöpfung unter der extremen Streßsituation und in hohen Schilddrüsenhormonspiegeln manifest wird. Die Glucocorticoide hemmen gleichzeitig die periphere Konversion von Thyroxin zu Trijodthyronin sowie die intrathyreoidale Produktion der Schilddrüsenhormone. Unter Einsatz von Glucocorticoiden sinkt der Trijodthyroninspiegel innerhalb eines Tages bis zu 70%. Die Störungen des Mineralhaushaltes durch die hohen Glucocorticoidgaben wie Hypokaliämie und Hyponatriämie sind zu beachten.

Additive Maßnahmen umfassen hohe *Flüssigkeits- und Kalorienzufuhr, Sedierung,* die Gabe von *Antibiotika,* ggf. eine ausreichende *Digitalisierung* und vor allem eine *Thromboembolie-Prophylaxe* mit mittleren Heparin-Dosen. Eine Auffüllung der Glykogenspeicher wird durch Laevulose bzw. Glukose unter gleichzeitiger Gabe von Insulin erreicht. Wenn möglich, sollte eine zusätzliche hochkalorische Sondenernährung zur Vermeidung einer Hungerazidose durchgeführt werden.

Bei schweren Stadien der thyreotoxischen Krise mit Bewußtseinsstörungen (Nachweis von Delta-Wellen im EEG), Stupor und Somnolenz hat sich neuerdings die *Plasmapherese* bewährt. In wenigen Stunden werden fünf Liter Plasma entzogen und die Schilddrüsenhormone entfernt. Durch die Plasmapherese kann das periphere Hormonangebot vermindert werden.

Von einer *Unterkühlung,* evtl. durch Antipyretika eingeleitet, die am besten im Temperaturzelt mit der Möglichkeit einer gleichzeitigen Sauerstoffzufuhr durchgeführt wird, erwartet man eine Reduktion der extrem gesteigerten Stoffwechselvorgänge.

Wenn klinisch und hormonanalytisch eine euthyreote Stoffwechsellage durch die Vielzahl der Maßnahmen erreicht ist, wird zuerst die Jodidtherapie, dann die Cortison-Substitution und schließlich die antithyreoidale Behandlung abgebaut. Mit den genannten Maßnahmen läßt sich die *Letalität* der thyreotoxischen Krise auf etwa *20 bis 30 %* reduzieren.

Nach Beherrschen der thyreotoxischen Krise muß entschieden werden, ob eine thyreostatische, operative oder strahlentherapeutische Behandlung der Hyperthyreose erfolgen soll.

6.6 Zusammenfassung

Nach wie vor gibt es immer wieder Meinungsverschiedenheiten zwischen Internisten, Chirurgen und Strahlentherapeuten, welche Therapieform bei der Basedow-Hyperthyreose die beste für einen Patienten darstellt. Im Einzelfall sind Schweregrad der Erkrankung, Art und Größe der Struma, Alter des Patienten sowie evtl. bestehende Begleiterkrankungen bei der Wahl einer optimalen Therapie zu berücksichtigen (Tab. 7).

Die bevorzugten *Indikationen für Thyreostatika* sind fehlende oder kleine Struma, Kinder, schwere Formen der Hyperthyreose und die Operationsvorbereitung, ferner die Intervalltherapie vor oder nach Radiojodbehandlung, die Jodkontamination und im Sonderfall auch die Schwangerschaft.

Die bevorzugten *Indikationen für die Operation* sind die große diffuse oder noduläre Struma oder die Struma mit mechanischen Symptomen. Hinzu kommen die Struma mit kalten Bezirken im Szintigramm, Rezidive nach thyreostatischer Therapie und ggf. auch die Gravidität, wenn von vornherein eine große Struma vorliegt.

Bevorzugte *Indikationen für die Radiojodtherapie* sind ein Patientenalter über 40 Jahre, alle größeren Strumen ohne wesentliche lokale Komplikationen und Rezidive nach thyreostatischer oder operativer Therapie, auch die Kontraindikationen für Operation und ausgeprägte Thyreostatika-Unverträglichkeit.

In der nachfolgenden Tabelle 7 sind die Auswahlkriterien für die Therapie der Basedow-Hyperthyreose einander gegenübergestellt.

Tab. 7: Auswahlkriterien für die Therapie der Basedow-Hyperthyreose

medikamentös	operativ	Radiojod
generell initial	mittleres Lebensalter	Lebensalter > 40 Jahre
jüngeres und mittleres Lebensalter	stärkere mechanische Beschwerden und Symptome	mangelhafte Compliance
Kleine diffuse Strumen	große (Knoten-) Struma	mittelgroße diffuse Struma
ausreichende Compliance	kalte Bezirke im Szintigramm	Rezidivstruma nach OP
zur OP-Vorbereitung	mangelhafte Compliance	erhöhtes OP-Risiko OP-Ablehnung
Intervalltherapie nach Radiojod	Rezidive nach thyreostatischer Therapie	Rezidive nach thyreostatischer oder operativer Behandlung
Gravidität	(Gravidität) Thyreostatikaunverträglichkeit	Thyreostatikaunverträglichkeit

Nach J. Herrmann, Internist, in Vorb.

Jeder Patient, der eine Schilddrüsenüberfunktion durchgemacht hat, bedarf einer systematischen Kontrolle, auch nach erfolgreichem Therapieabschluß. In den ersten ein bis zwei Jahren sollte sie zweimal jährlich, später etwa alle zwei Jahre erfolgen.

Nur auf diese Weise werden Rezidive und vor allem latente oder manifeste Späthypothyreosen rechtzeitig erkannt. Rezidive können durch Jodgaben provoziert werden. Deshalb ist eine entsprechende Information der Patienten unerläßlich. Bei Patienten, bei denen Jodgaben, z. B. in Form von jodhaltigen Röntgenkontrastmitteln, nach abgelaufener Hyperthyreose erforderlich werden, sollte eine passagere thyreostatische Schutzmedikation durchgeführt werden.

7 Endokrine Orbitopathie und prätibiales Myxödem

Die endokrine Orbitopathie ist eine *Autoimmunerkrankung des retrobulbären Gewebes,* die sich vor, mit oder nach dem Ausbruch einer Basedow-Hyperthyreose manifestieren kann. Gleiches gilt für die endokrine Dermatopathie, die vor allem als lokales prätibiales Myxödem auftritt.

7.1 Ursachen der endokrinen Orbitopathie

Zwischen Basedow-Hyperthyreose und endokriner Orbitopathie sowie Dermatopathie bestehen pathogenetische Zusammenhänge, die in Abb. 25

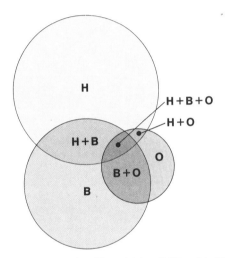

Abb. 25 Beziehungen zwischen M. Basedow (B), endokriner Orbitopathie (O) und Hashimoto-Thyreoiditis (H) (nach H. Schatz, Verh. Dtsch. Ges. Inn. Med. 87, 398 [1981])

schematisch dargestellt sind. Nach heutiger Auffassung handelt es sich bei der Hyperthyreose vom Typ des M. Basedow (B), der endokrinen Orbitopathie (O) und der Hashimoto-Thyreoiditis (H) um drei eigenständige Autoimmunerkrankungen, die vielfach gemeinsam vorkommen können. Der primäre *Defekt* liegt *in einer Störung der Immunüberwachung,* wodurch es u. a. zu lymphozytären und plasmazellulären *Infiltrationen in den extraokulären Muskeln und Augenanhangsgebilden* kommt. Hierfür sprechen auch der Nachweis von Autoantikörpern gegen Thyreoglobulin und die Mikrosomenfraktion.

Ob Thyreoidea stimulierende Antikörper am exophthalmogenen Prozeß primär beteiligt sind oder nur als Marker des aktiven Autoimmunprozesses aufgefaßt werden müssen, ist nicht geklärt. Als auslösender Mechanismus und als Erklärung für den bevorzugten Befall der Orbita wird die Antigenitätsveränderung der Gewebe im Orbitabereich durch Kontakte mit schilddrüsenspezifischen Substanzen, z. B. Thyreoglobulin, deren Transport über die Lymphbahnen erfolgen könnte, diskutiert.

Die histologischen *Befunde der endokrinen Dermatopathie* haben weitgehende *Ähnlichkeit* mit den Befunden am retrobulbären Gewebe bei der endokrinen Orbitopathie. Man findet eine Anhäufung von heterophilen Mucopolysacchariden und eine Proliferation von Fibroblasten, wodurch es einerseits zur Zunahme des Volumens der Augenanhangsgebilde (und damit zur Protrusio bulborum) (Farbtafel IV, 1), andererseits zu den umschriebenen myxödematösen Hautveränderungen im anterolateralen Bereich der Unterschenkel kommt (Farbtafel IV, 2).

7.2 Einteilung der endokrinen Orbitopathie

Nach der Klassifikation der Schilddrüsenerkrankungen der Sektion Schilddrüse der Deutschen Gesellschaft für Endokrinologie unterscheidet man *sechs Schweregrade,* die nachfolgend in modifizierter Form zusammengestellt sind:

I *Nicht infiltrative Lidsymptomatik* mit Zeichen nach
Dalrymple
– Oberlidretraktion durch Kontraktur des M. levator palpeprae. Eine fehlende Unterlidretraktion und eine fehlende Pupillenerweiterung sprechen differentialdiagnostisch gegen eine Sympathikusüberinnervation. Normalerweise wird die Cornea 1 bis 3 mm vom Lid bedeckt.
Graefe
– Zurückbleibendes Oberlid bei Blicksenkung
Stellwag
– Seltener Lidschlag

II *Infiltrative Lidsymptomatik*
Lidschwellung, Chemosis (Ödem der Bindehaut und Episklera), Tränenträufeln und Photophobie durch verminderten Lidschluß und unzureichende Befeuchtung der Hornhaut (Conjunctivitis und/oder Keratitis sicca).

III *Protrusio bulbi* oder *bulborum* (pathologische Werte bei der Exophtalmusmessung nach Hertel) mit oder ohne Lidschwellungen.

IV *Augenmuskelparesen,*
die zu Unscharf- und Doppeltsehen führen. Alle Muskeln können befallen sein, wie neuerdings durch die Röntgen-Computertomographie der Orbitae immer wieder demonstriert werden kann. Am häufigsten sind Einschränkungen der Hebung und Abduktionsdefizite.

V *Hornhautaffektionen,*
die zu Lagophthalmus, Trübungen und Ulzerationen führen.

VI *Sehminderung bis Sehverlust*
durch Kompression des N. opticus mit kapillären Durchblutungsstörungen und unvollständiger Zentralvenenthrombose.

Diese Einteilung unterscheidet absichtlich ohne Berücksichtigung von Ein- oder Doppelseitigkeit der Orbitopathie, wobei die Symptome jeweils geringerer Schweregrade in der gewählten Gruppe mit enthalten sein oder fehlen können. Einzeln betrachtet haben die Symptome keine pathognomonische Bedeutung. Charakteristisch ist aber die Kombination.

Endokrine Augenveränderungen können ohne hyperthyreote Stoffwechsellage (euthyreote endokrine Orbitopathie) oder gemeinsam mit einer Hyperthyreose vorkommen. Die euthyreote Verlaufsform kann in einen hyperthyreoten Verlauf übergehen. Umgekehrt können nach Remission einer Hyperthyreose endokrine Augensymptome persistieren.

7.3 Klinik der endokrinen Orbitopathie

Wegen der lokalen Beschwerdesymptomatik suchen die Patienten häufig den Augenarzt zuerst auf. Sie klagen über *morgendliches Lidödem, Druckgefühl im Bereich der Augen, Stirn- oder Schläfenkopfschmerzen, vermehrte Lichtempfindlichkeit, Fremdkörpergefühl, Tränen der Augen, Verschwommensehen* und schließlich über *Doppelbilder.* Bezeichnend ist, daß alle Symptome morgens stärker ausgeprägt sind als abends. Später kommen die Retraktion des Oberlids, die Konvergenzschwäche und schließlich als Folge der Volumenzunahme des retrobulbären Gewebes die Protrusio bulbi oder bulborum hinzu. Schwere Komplikationen prägen das Bild des „malignen" Exophthalmus, zum Teil als Folge des mangelnden Lidschlusses mit schwerer Konjunktivitis, Chemosis, lokalen Infektionen, Keratitis e Lagophthalmo, Hornhautulzerationen.

Prädilektionsstelle der *endokrinen Dermatopathie* ist der *antero-laterale Bereich der Unterschenkel* (s. Farbtafel IV, 1). Die Haut ist rauh, gelegentlich hyperkeratotisch, großporig, die Haare wirken borstig grob. Die Bezirke des prätibialen Myxödems sind erhaben, scharf abgegrenzt, rötlich livide gefärbt, fühlen sich sulzig an und hinterlassen auf Druck keine Dellen. Entzündungszeichen fehlen.

7.4 Diagnose der endokrinen Orbitopathie

Zwischen der aktuellen *Schilddrüsenfunktion und* dem *Schweregrad einer endokrinen Orbitopathie besteht kein direkter Zusammenhang.* Trotzdem sollte immer das übliche diagnostische Programm wie bei Basedow-Hyperthyreose (s. 6.4) durchgeführt werden. Die typische Befundkonstellation sowohl der hyperthyreoten als auch der euthyreoten endokrinen Orbitopathie ist das fehlende Ansprechen des TSH im TRH-Test, die fehlende Suppression der thyreoidalen Radiojodaufnahme nach Schilddrüsenhormongabe und die

Beschleunigung der thyreoidalen Jodid-Clearance. Außerdem ist eine Bestimmung der thyreoidalen Autoantikörper empfehlenswert. Ca. 60 % der Patienten mit Basedow-Hyperthyreose haben eine endokrine Orbitopathie, wobei die Einordnung der Befunde im allgemeinen einfach ist. Schwieriger ist die Diagnose der endokrinen Orbitopathie bei einer Euthyreose oder einer posttherapeutischer Hypothyreose, vor allem dann, wenn ein einseitiger Augenbefund vorliegt.

Ergibt sich aufgrund anamnestischer und klinischer Zeichen der Verdacht auf eine endokrine Orbitopathie, kann zunächst durch den endokrinologisch-nuklearmedizinisch tätigen Kollegen eine orientierende „ophthalmologische" Untersuchung erfolgen, bei der folgende Befunde erhoben werden.

- *Prüfung der Lidmotilität,* Messung der Protrusio bulborum mit dem Exophthalmometer nach Hertel;
- *Prüfung der Bulbusmotilität* mit Ausschluß von Muskelparesen.

Bei Basedow-Hyperthyreose und entsprechenden Augensymptomen ist in der Regel an der Diagnose einer endokrinen Orbitopathie nicht zu zweifeln. Beim Fehlen einer relevanten ophthalmologischen Symptomatik, d. h. bei den Stadien I, II ohne Chemosis, bei geringeren Ausprägungen des Stadiums III, wird im allgemeinen keine spezielle augenfachärztliche Untersuchung angeschlossen.

Bei allen übrigen Stadien der endokrinen Orbitopathie (mit und ohne hyperthyreote Symptomatik) sowie bei allen Zweifelsfällen sollten folgende *zusätzliche Untersuchungen durch den Ophthalmologen* durchgeführt werden:

- Subjektive und objektive Messung der *Refraktion* sowie *Visusprüfungen* durch Perimetrie;
- Eingehende *Binokularuntersuchungen* zur Feststellung manifester und auch latenter Motilitätsstörungen;
- *Blickrichtungstonometrie,* bei der ein signifikanter Druckanstieg über 6 mm Hg im aktiven Stadium gefunden wird;
- Beurteilung der vorderen Augenabschnitte am *Spaltlampenmikroskop,* einschließlich Vitalfärbung der Bindehaut mit Bengalrosa zum Nachweis einer Sicca-Symptomatik sowie Spiegelung des Augenhintergrundes;
- ggf. *fotografische Dokumentation* des Augenbefundes.

Bei einseitigem Exophthalmus muß eine Abgrenzung gegen andere raumfordernde oder entzündliche orbitale Prozesse erfolgen. Die ophthalmologische Untersuchung sollte daher durch die *Röntgen-Computertomographie der Orbitae* ergänzt werden, evtl. auch durch eine Ultraschalluntersuchung der Orbita. Dieses umfangreiche Untersuchungsprogramm ist im Hinblick auf die schwierige Sicherung der Diagnose erforderlich und ermöglicht eine sichere Beurteilung des Krankheitsverlaufes sowie des Therapieerfolges.

7.5 Therapie der endokrinen Orbitopathie

Die richtige therapeutische Entscheidung ist nach wie vor problematisch. Es sind einerseits zahlreiche Fälle zu beobachten, die ohne besondere Therapiemaßnahmen sich spontan bessern oder zumindest keine Progredienz zeigen. Dem stehen die gleicherweise selteneren Fälle gegenüber, bei denen trotz intensiver therapeutischer Maßnahmen eine ständige Verschlechterung nicht zu vermeiden ist. Die Prognose ist abhängig vor allem von der Dauer der Erkrankung.

Folgende Therapiemaßnahmen haben sich bewährt:

7.5.1 Therapie der Hyperthyreose

Primär ist eine euthyreote Stoffwechsellage anzustreben, und zwar unter strikter Vermeidung auch passagerer hypothyreoter Zustände, da diese die Augensymptomatik ungünstig beeinflussen können. Die Hyperthyreose kann sowohl medikamentös als auch operativ oder mit Radiojod behandelt werden (s. Kapitel 6).

Eine *thyreostatische Therapie* wird bevorzugt bei jüngeren Patienten mit nur gering vergrößerter diffuser Struma, da in diesen Fällen eine Spontanremission eher zu erwarten ist. Eine *Resektion der Schilddrüse* ist angezeigt bei hyperthyreoter (Knoten-)Struma. Daß eine besondere Gefahr der Verschlechterung der Augensymptome bei zu rascher Normalisierung der Schilddrüsenfunktion durch Strumaresektion besteht, ist nicht bewiesen, jedoch sollte postoperativ darauf geachtet werden, daß eine euthyreote Stoffwechsellage aufrecht erhalten wird. Die *Radiojodtherapie* wird jenseits des generationsfähigen Alters alternativ zur Strumektomie durchgeführt. Bei hypothyreoter Stoffwechsellage sollten Schilddrüsenhormone verabreicht werden, um den Stoffwechsel zu normalisieren. *Bei der Hälfte der Patienten läßt sich die Augensymptomatik mit Normalisierung der Schilddrüsenüberfunktion bereits sehr günstig beeinflussen mit teilweise völliger Rückbildung der endokrinen Augenzeichen.*

7.5.2 Lokale Maßnahmen im Bereich der Augen

Bei milden Formen der endokrinen Orbitopathie (Schweregrade I und II) genügen einfache Maßnahmen, so das Tragen *getönter Brillen* und die *Anwendung künstlicher Tränen*, z. B. Methylcellulose-haltiger Augentropfen, und zur Nacht die Applikation gelhaltiger *Gleitmittel.* Der Kopf sollte nachts hochgelagert werden.

7.5.3 Antiproliferative Therapie mit Glucocorticoiden

Das ausgeprägte Stadium II der endokrinen Orbitopathie mit Lidschwellung und Chemosis stellt, insbesondere bei starken subjektiven Beschwerden, eine relative Indikation für eine Glucocorticoidtherapie in mittlerer Dosierung dar, beginnend z. B. mit 40 mg Prednisolon pro die und schrittweisem Abbau der Dosis innerhalb von vier bis sechs Wochen. Steht allein die Bindehautschwellung im Vordergrund, kann vor der systematischen Cortisontherapie die lokale Tropfbehandlung mit Corticosteroiden unter strenger augenärztlicher Kontrolle versucht werden.

Bei fortgeschrittener endokriner Orbitopathie der Stadien III und IV ist eine systematische Glucocorticoidbehandlung in höherer Dosierung indiziert. Die Aussichten sind bei einem raschen Behandlungsbeginn am günstigsten. Es sollte mit einer Anfangsdosis von 60 mg Prednisolon pro die begonnen und die Tagesdosis wöchentlich zunächst um 10 mg, später um 5 mg bis auf eine gerade noch wirksame Dosis von 10 bis 20 mg reduziert werden, die über einen längeren, oft mehrwöchigen Zeitraum je nach Verlauf beibehalten werden sollte. Ein solcher Corticosteroidstoß ist in der Lage, die infiltrativ entzündliche Orbitasymptomatik zu bessern und damit zum Rückgang der Protrusio bulbi bzw. bulborum und der Augenmuskelstörungen beizutragen. Bei Verschlechterung der Symptome kann die Coricosteroiddosis vorübergehend auch erhöht werden. Derartige Prednisolonstöße können zwei- bis dreimal im Jahr durchgeführt werden.

Auch eine *lokale parabulbäre Corticosteroidbehandlung* kann man versuchen, bei der die wässrige Cortisonlösung mit einer feinen Kanüle möglichst nahe an das befallene Orbita- und Muskelgewebe herangebracht wird. Bei dieser Technik muß auf die Gefahr einer para- oder retrobulbären Blutung mit drohender Opticuskompression hingewiesen werden, besonders im Hinblick darauf, daß die Orbita schon unter erhöhtem Druck steht.

In etwa zwei Drittel der Fälle ist durch die Corticosteroidtherapie eine Besserung der periokulären entzündlichen Symptome zu erwarten.

7.5.4 Orbitaspitzenbestrahlung

Die systematische Corticosteroidbehandlung kann durch die *Hochvoltbestrahlung des Retrobulbärraumes* unterstützt werden. Diese erfolgt von den Schläfen her auf die Gegend der Orbitaspitze *in einer Dosis von 800 bis 2000 rad* in zehn Fraktionen über zwei Wochen. Bei Aussparung des vorderen Augenabschnittes sind Nebenwirkungen (Linsentrübungen) selten.

Der Grundgedanke dieser Behandlung ist eine *Zerstörung der sensibilisierten Lymphozyten an den infiltrierten Orbitamuskeln.* Diese Behandlungsform sollte daher frühzeitig bei endokriner Orbitopathie im Stadium III zur Anwendung kommen. Die orbitale Infiltration kann sich oft eindrucksvoll zurückbilden, bei länger bestehender endokriner Orbitopathie sind jedoch die Ergebnisse der Strahlentherapie enttäuschend. Die Retrobulbärbestrahlung kann wiederholt werden.

7.5.5 Plasmapherese

Bei progredienten Verläufen hat sich neuerdings zunehmend die Plasmapherese bewährt. Sie wird unter laufender Corticosteroid- und Immunsuppressiva-Behandlung durchgeführt. *Durch die Plasmapherese gelingt es, die Thyreoidea stimulierenden Immunglobuline, die für die Infiltration an den Augenanhangsgebilden verantwortlich gemacht werden, zu eliminieren.* Dadurch wird oft ein eindrucksvoller Rückgang der endokrinen Augenzeichen erreicht mit deutlicher Besserung der Augenmotilität (und bei bestehendem prätibialen Myxödem auch Rückbildung der Infiltrationen im Bereich des anterolateralen Unterschenkels).

7.5.6 Immunsuppressiva

Die Gabe von Immunsuppressiva ist vor allem nach Plasmapherese entscheidend, *um eine Neuformation von stimulierenden Antikörpern zu verhindern,* wobei noch nicht klar ist, welche Antikörper für die Symptomatik der endokrinen Orbitopathie verantwortlich zu machen sind. Bewährt hat sich die Behandlung mit Azathioprim in einer Dosis von 150 mg täglich.

7.5.7 Thyreoidektomie

In fortgeschrittenen Stadien der endokrinen Orbitopathie scheint sich zunehmend eine *totale Thyreoidektomie und Radiojodnachbehandlung zur Ausschaltung aller Thyreozyten und damit zur Unterbrechung der Kette in der Genese der endokrinen Orbitopathie* – Thyreoidea displacing antibodies (TDA), Thyreozyten-Augenanhangsgebilde – zu bewähren mit oft wesentlicher Besserung der endokrinen Augensymptome. Die Thyreoidektomie und Ausschaltung der bei der Operation verbliebenen restlichen Thyreozyten durch Radiojodbehandlung sollte jedoch nur verzweifelten Fällen vorbehalten sein.

7.5.8 Prismenbehandlung

Gehen die durch Augenmuskelstörung bedingten *Doppelbilder* auch nach intensiver Therapie nicht zurück, *können die Abweichungen zumindest in der Hauptrichtung durch* eine *Behandlung mit Prismen ausgeglichen werden.* Dies sollte durch Folienprismen geschehen. Sie haben den Vorteil, daß sie schnell zur Verfügung stehen, in der Stärke geändert werden können und preiswert sind.

Wenn die Abweichungen in der Hauptrichtung zu groß sind, um mit Prismen korrigiert zu werden, und der Befund über sechs Monate unverändert ist, kann eine Schieloperation angezeigt sein.

7.5.9 Operative Therapie

Infolge rechtzeitiger Einleitung der konservativen Therapie ist die Notwendigkeit der chirurgischen Dekompression der Orbita bei fortgeschrittenen Stadien der endokrinen Orbitopathie nur noch selten erforderlich. Das Ziel der *chirurgischen Dekompression der Orbita* ist die Druckentlastung der Sehnerven. Diese Maßnahme sollte erst in Erwägung gezogen werden, wenn alle vorgenannten Maßnahmen ausgeschöpft sind.

Kosmetische Nachoperationen kommen erst in Betracht, wenn die akuten Veränderungen der endokrinen Orbitopathie abgeklungen sind. Reparative Eingriffe vor allem an den Augenlidern können den Befund kosmetisch wesentlich verbessern.

7.6 Therapie des prätibialen Myxödems

Eine kausale Behandlung für das prätibiale Myxödem gibt es ebensowenig wie für die endokrine Orbitopathie. Als symptomatische Maßnahme haben sich *Corticoidsalben* bewährt, die über Nacht in einem Okklusivverband über mehrere Monate angewandt werden. In hartnäckigen Fällen kann man darüber hinaus lokale Infiltrationen von Glucocorticoiden versuchen. Da das prätibiale Myxödem oft gemeinsam mit der endokrinen Orbitopathie auftritt, ist oft auch durch die oben erwähnten vielfältigen therapeutischen Maßnahmen eine geringe Rückbildung der prätibialen Schwellung zu erreichen, jedoch haben fast alle Behandlungsmaßnahmen selten einen nachhaltigen Erfolg.

7.7 Zusammenfassung

Der nicht vorausschaubare klinische Verlauf einer endokrinen Orbitopathie und Dermatopathie erschwert die Aussage über die Wirksamkeit aller Behandlungsmaßnahmen. Insgesamt sind *alle Formen der Therapie symptomatischer Art.* Eine völlige Normalisierung des Augen- oder Hautbefundes in einem absehbaren Zeitraum ist eher die Ausnahme als die Regel. Oft bleibt lange Zeit ein Restbefund. Eine langfristige Nachbetreuung der Patienten ist daher dringend erforderlich.

Bei der Hälfte der Patienten lassen sich die Augensymptome mit Normalisierung der Schilddrüsenfunktion bereits günstig beeinflussen mit teilweise völliger Rückbildung. Bei der verbleibenden Hälfte der Patienten wird die Indikation zur Behandlung der Augensymptome gestellt, wenn unter der speziellen Schilddrüsentherapie eine Progredienz der Augenzeichen erkennbar wird. Im Vordergrund steht die stoßartige oder auch Langzeitbehandlung mit Glucocorticosteroiden je nach Verlauf.

An die Durchführung einer Plasmapherese sollte bei rasch progredient verlaufender endokriner Orbitopathie in Kombination mit Glucocorticoiden und Immunsuppressiva gedacht werden. Die Retrobulbärbestrahlung der endokrinen Orbitopathie sollte nur dann eingesetzt werden, wenn Glucocorticoide allein keinen Erfolg bringen. 20 bis 30 % der Fälle werden durch die genannten zusätzlichen Maßnahmen günstig beeinflußt. In 15 bis 20 % der Fälle wird eine Progredienz der endokrinen Orbitopathie verhindert. 5 bis 10 % der Fälle zeigen eine hohe Therapieresistenz. Bei Rezidiven sollte man sich so wie bei erstauftretenden frischen endokrinen Orbitopathien verhalten.

Die Behandlung der endokrinen Orbitopathie fordert nicht nur vom Patienten, sondern auch von den betreuenden interdisziplinär zusammenarbeitenden Ärzten viel Geduld und Ausdauer.

8 Thyreoiditiden

Die Schilddrüsenentzündungen stellen eine sehr *heterogene Krankheitsgruppe* dar, der nur das histologische Substrat der Infiltration gemeinsam ist. Die autoimmunologisch bedingten Formen stehen heute gegenüber den bakteriellen Entzündungen ganz im Vordergrund. Auf die Beziehungen zwischen chronischer Thyreoiditis Hashimoto, M. Basedow und endokriner Orbitopathie (Abb. 25) sei verwiesen.

8.1 Ursachen der Thyreoiditiden

Die bakterielle, eitrige, zur Abszedierung neigende Schilddrüsenentzündung ist selten. Sie tritt im allgemeinen lymphogen fortgeleitet im Rahmen eines auf die Halsorgane beschränkten Infektes oder infolge hämatogener Streuung bei septischen Prozessen auf. Als Erreger werden Strepto-, Staphylo-, Pneumokokken und Coli-Bakterien gefunden. Eine akute, jedoch nicht bakteriell bedingte Thyreoiditis kann selten nach Radiojodtherapie im Sinne einer Bestrahlungsthyreoiditis gefunden werden.

Die Ätiologie der subakuten Thyreoiditis ist noch nicht geklärt, obwohl vieles dafür spricht, daß es sich um eine Virusinfektion handelt. Ätiologisch werden Mumps-, Masern-, Mononukleose-, Adeno-, Echo- und Coxsackie-Viren erwogen.

Die chronisch lymphozytäre Thyreoiditis (Hashimoto) wird durch zelluläre Immunprozesse in Gang gesetzt, wobei ein gleichartiger Immundefekt wie bei der Basedow-Hyperthyreose und der endokrinen Orbitopathie angenommen wird. Alle Erkrankungen werden als eine primäre Lymphozytenerkrankung aufgefaßt, wobei Schilddrüse und Augenanhangsorgane das Erfolgsorgan darstellen. Bei der Antigen-Antikörperreaktion werden Lysosomen frei, die die Thyreozyten zerstören und so die entzündliche Reaktion in Gang bringen. Das Zusammenwirken von zellulären und humoralen Immunfaktoren unterhält den entzündlichen Prozeß und führt schließlich zur Zerstörung und zum narbigen Untergang der Schilddrüse. M. Basedow und endokrine Orbitopathie können in eine chronisch lymphozytäre Thyreoiditis übergehen (s. Abb. 8 und 25).

8.2 Einteilung der Thyreoiditiden

Nach der Klassifikation der Schilddrüsenerkrankungen der Sektion Schilddrüse der Deutschen Gesellschaft für Endokrinologie erfolgt die Einteilung der Thyreoiditiden nach folgendem vereinfachten Schema:

- *Akute Thyreoiditis* (Bakterien, Strahlen, Traumen)
- *Subakute Thyreoiditis* (de Quervain) (Viren)
- *Chronische Thyreoiditis*
    - *Autoimmunthyreoiditis*
        - hypertrophisch (Struma lymphomatosa Hashimoto)

- atrophisch (ohne Struma)
- fokal (bei M. Basedow)
- *fibrös invasiv* (Riedel-Struma)
- *spezifisch* (Tuberkulose, Lues)

8.3 Akute Thyreoiditis

Die akuten Entzündungen der Schilddrüse zeichnen sich durch *erhebliche Lokalbeschwerden* wie Schmerzen, Druckempfindlichkeit, Schluckbeschwerden, Heiserkeit sowie Schwellung der Lymphknoten aus. Häufig besteht *hohes Fieber*. Die Blutsenkungsreaktion ist deutlich beschleunigt, es besteht eine ausgeprägte Leukozytose mit Linksverschiebung.

Bei der akuten Thyreoiditis besteht eine *Tendenz zur Einschmelzung* mit zunehmender Hautrötung und Fluktuation. Sonographisch findet man nicht selten die Zeichen eines Abzesses, im Szintigramm einen ,,kalten'' Bezirk.

Die akute Thyreoiditis spricht als bakterielle Entzündung rasch auf *Antiphlogistika und Antibiotika* an. Bei Fluktuation infolge Einschmelzung sind eine Punktion oder *operative Drainage* angezeigt. Diese Maßnahmen dürfen nicht verzögert werden, da ein Durchbruch des Abszesses nach innen in Trachea, Ösophagus oder Mediastinum unbedingt vermieden werden muß.

Die *Bestrahlungsthyreoiditis* bedarf gelegentlich der Gabe von Antiphlogistika, selten von Corticosteroiden. Die gleiche Behandlung kann bei traumatisch aufgetretenen fokalen Thyreoiditiden, z. B. nach Punktionen mit intrathyreoidalen Blutungen, angezeigt sein.

8.4 Subakute Thyreoiditis

Die subakute Thyreoiditis tritt oft im Anschluß an einen grippalen Infekt auf. Sie wird im Anfangsstadium nicht selten mit einer akuten Thyreoiditis verwechselt und mit Antibiotika behandelt, zumal klinisches Leitsymptom ebenfalls *Schmerzen im Bereich des Halses* sind, die den Patienten oft zunächst zum Hals-Nasen-Ohrenarzt führen.

Erst später tritt eine diffuse, ein- oder mehrknotige Schwellung der Schilddrüse auf, die außerordentlich druckschmerzhaft ist. Die Patienten klagen über Abgeschlagenheit und machen insgesamt einen ,,kranken'' Eindruck. Selten besteht Fieber.

Die *Blutkörperchensenkungsgeschwindigkeit ist meistens extrem beschleunigt* mit Werten von über 100 in der ersten Stunde. Die alpha-2-Globuline sind vermehrt. Eine deutliche Leukozytose fehlt im Gegensatz zur akuten bakteriellen Thyreoiditis.

Die peripheren Schilddrüsenhormonparameter können zu Beginn der Erkrankung erhöhte Hormonspiegel zeigen. Im Sonogramm findet sich eine unregelmäßig begrenzte Echoarmut. Das Szintigramm zeigt kaum eine Radionuklidanreicherung innerhalb der entzündeten Schilddrüse. In Zweifelsfällen zeigt die Feinnadelpunktion das typische zytologische Bild mit Riesenzellen.

Die Therapie der subakuten Thyreoiditis ist dankbar. Während *bei leichteren Fällen* oft die Gabe von *Antiphlogistika* ausreicht, ist *bei schweren Verläufen* die Gabe von *Glucocorticoiden* in abfallender Dosierung, beginnend mit einer Dosis von 40 bis 60 mg Prednisolon pro die angezeigt, wobei nach Erreichen von Beschwerdefreiheit eine niedrige Prednisolon-Dosis über einen längeren, oft wochenlangen Zeitraum beibehalten werden sollte. Wird die Therapie zu früh abgebrochen, so muß mit Rezidiven gerechnet werden, die eine erneute Corticosteroidgabe erforderlich machen.

Antibiotika kommen bei der subakuten Thyreoiditis auch unter dem Gesichtspunkt einer Verhütung von sekundären entzündlichen Komplikationen kaum in Betracht.

Unter Glucocorticoiden verschwinden die subjektiven Beschwerden rasch. Eine Substitution mit Schilddrüsenhormon sollte nach der akuten Phase wegen der oft passager auftretenden Hypothyreose, die an einem Anstieg des TSH im Serum deutlich wird, vorübergehend erfolgen.

8.5 Chronische Thyreoiditis

Aufgrund der verbesserten diagnostischen Möglichkeiten werden immer mehr chronische Thyreoiditiden erkannt. Histologisch ist allen in verschiedenen Formen auftretenden Autoimmunthyreoiditiden die lympho-plasmazelluläre Infiltration gemeinsam (Farbtafel V, 1). Im Gegensatz zu den akuten und „sub-"akuten Formen können die chronischen Thyreoiditiden *nahezu ohne Beschwerden* beginnen, so daß sie oft erst an der nachfolgend entstehenden hypothyreoten Stoffwechsellage erkannt werden. Anfangs können hyperthyreote Phasen auftreten mit den entsprechenden klinischen Symptomen. Häufig besteht eine Struma bzw. beginnt eine vorbestehende Struma an Größe zuzunehmen. Die hypertrophe Immunthyreoiditis entsteht möglicherweise durch wachstumsstimulierende Antikörper (TGI), die ähnlich wie die die Funktion der Schilddrüse stimulierenden Immunglobuline (TSI) in den B-Lymphozyten gebildet werden.

Im Vordergrund der Diagnostik steht die Bestimmung der Schilddrüsenantikörper. Thyreoglobulin- und mikrosomale Antikörper treten zwar nicht nur bei chronischer lymphozytärer Thyreoiditis auf, sondern auch bei zahlreichen anderen Schilddrüsenleiden, aber auch bei Patienten mit anderen Autoimmunerkrankungen, jedoch sind *hohe Titer beider Antikörperarten, sowohl der Thyreoglobulin- als auch der mikrosomalen Antikörper, als pathognomonisch für eine Autoimmunthyreoiditis anzusehen.* Niedrig titrige oder sogar fehlende Schilddrüsenantikörper schließen aber umgekehrt eine Autoimmunthyreoiditis nicht aus, vor allem nicht die atrophische Form.

Die Ultraschalluntersuchung zeigt die typische, die gesamte Schilddrüse betreffende Echoarmut, wie sie bei Autoimmunerkrankungen gefunden wird. Im Szintigramm sieht man oft nur eine geringe Radionuklidaufnahme und oft eine unregelmäßige Radioaktivitätsverteilung bzw. kleine, fleckförmige Speicherausfälle, die lymphozytär infiltrierten Bezirken entsprechen. In Zweifelsfällen kann durch die Feinnadelpunktion ein Nachweis der lymphozytär-plasmazellulären Infiltrationen erfolgen (s. Farbtafel V, 1). Die Feinnadelpunktion kann auch zur Differentialdiagnose gegenüber Schilddrüsenmalignomen von Bedeutung sein. Papilläre Karzinome sind häufig von fokalen oder diffusen lymphozytären Infiltraten innerhalb und außerhalb des Tumors begleitet.

Bei der höchst seltenen *fibrös-invasiven Thyreoiditis Riedel* verwächst die Struma mit den umgebenden anatomischen Strukturen des Halses. Von der Struma lymphomatosa Hashimoto unterscheidet sie sich durch eine sehr derbe Konsistenz. Serologische Entzündungszeichen sind wenig ausgeprägt.

Generell neigt die chronische lymphozytäre Thyreoiditis zur Entwicklung einer Hypothyreose (Farbtafel V, 2). Diese stellt sich bei der *schwer atrophischen Form* früher ein als bei den übrigen Varianten. Eine Autoimmunthyreoiditis ist die häufigste Ursache der erworbenen Hypothyreose.

Patienten mit chronischer lymphozytärer Thyreoiditis können allerdings auch viele Jahre euthyreot bleiben. Die Hypothyreose stellt sich nicht immer als Endzustand ein. Bei juvenilen Thyreoiditiden kann es zu einer völligen Ausheilung kommen.

Die *Langzeittherapie mit Schilddrüsenhormon* wird heute bei der chronischen Thyreoiditis als Therapie der Wahl angesehen. Bei hypertrophischen Formen führen 100 bis 200 µg L-Thyroxin pro Tag zu einem raschen Rückgang der Struma. Die Thyroxingabe stellt sowohl eine Suppressions- als auch eine Substitutionstherapie dar (s. Abschnitt 4.7.2.1).

Wenn die Hypothyreose schon lange besteht, z. B. bei einer spät erkannten atrophischen Thyreoiditis, sollte die Therapie einschleichend begonnen werden (s. 9.5.2).

Corticosteroide bringen gegenüber der alleinigen Schilddrüsenhormongabe meist keinen Vorteil, abgesehen von Fällen mit gelegentlich gleichzeitig auftretenden endokrinen Orbitopathien. *Corticosteroide können den Autoimmunprozeß nicht aufhalten.* Ebenso haben sich Immunsuppressiva nicht bewährt.

Bei den spezifischen Thyreoiditiden ist eine antituberkulös-antibiotische Therapie angezeigt.

Eine *operative Resektion* bei chronischer Thyreoiditis und Struma hat ähnliche Indikationen wie die Strumaresektion bei blander Struma: mechanische Beeinträchtigung der Trachea und anderer Halsorgane bzw. ungenügender Erfolg der konservativen Therapie sowie Malignitätsverdacht.

Die Operation kommt auch bei der Riedel-Thyreoiditis, vor allem bei lokalen Kompressionserscheinungen als palliative Entlastungsoperation in Frage.

8.6 Zusammenfassung

Wegen des unterschiedlichen therapeutischen Vorgehens bei den verschiedenen Formen der Thyreoiditis ist in jedem Fall vor Einleitung einer Behandlung eine genaue Klassifikation erforderlich. Das unterschiedliche therapeutische Vorgehen ist nachfolgend in Tabelle 8 zusammengefaßt:

Tab. 8: Therapie der verschiedenen Thyoreoiditisformen

Thyreoiditis	Antiphlogistika	Antibiotika	Corticoide	L-Thyroxin
– akut pyogen	+	+	–	(+)
– subakut (de Quervain)	+	(+)	+	(+)
– chronisch lymphozytär (Hashimoto)	–	–	–	+

Während akute und subakute Thyreoditis im allgemeinen ausheilen, entwickelt sich in der überwiegenden Zahl der Fälle von chronischer Thyreoiditis eine hypothyreote Stoffwechsellage. Die Verlaufsuntersuchungen bei allen Formen der Thyreoiditis zielen darauf ab, eine euthyreote Stoffwechsellage nachzuweisen bzw. bei hypothyreoten Stoffwechselparametern das Hormondefizit durch Gaben von synthetischem Schilddrüsenhormon in Form von L-Thyroxin auszugleichen.

9 Hypothyreose

Bei unzureichender Versorgung der Körperzellen mit Schilddrüsenhormonen kommt es zum Krankheitsbild der Hypothyreose. Von der normalen zur verminderten Tätigkeit der Schilddrüse bis zur klinisch manifesten Unterfunktion gibt es gleitende Übergänge.

9.1 Ursachen der Hypothyreose

Die Ätiologie der kongenitalen Hypothyreose ist sehr unterschiedlich. Es handelt sich meist um eine Schilddrüsenektopie, -hypoplasie oder -aplasie, selten um genetisch bedingte Jodfehlverwertungsstörungen oder um exogene Einflüsse während der Fötalzeit (Jodmangel, Thyreostatikatherapie während der Schwangerschaft, in extrem seltenen Fällen Radiojodtherapie während einer noch nicht bekannten Schwangerschaft). Die konnatale Hypothyreose ist unter den angeborenen Erkrankungen die häufigste und bezüglich ihres späteren Verlaufes schwerwiegendste endokrine Störung beim Neugeborenen.

Die *postnatal erworbene Hypothyreose* hat ihre Ursache meistens in einer Zerstörung und/oder einem Verlust von funktionstüchtigem Schilddrüsengewebe (primäre, thyreogene Hypothyreose) aufgrund entzündlicher Prozesse (chronische Autoimmunthyreoiditis), als Folge einer Strumaresektion oder totalen Thyreoidektomie, als Folge einer Radiojodbehandlung oder anderer Bestrahlungsformen, infolge einer gestörten Hormonsynthese bei extremem Jodmangel, Thyreostatika-Überdosierung und anderer strumigener Substanzen, selten auch über den Wolff-Chaikoff-Effekt bei sehr hohem Jodangebot. Seltene Ursachen einer Schädigung und Funktionseinschränkung der Schilddrüse sind die Amyloidose, Sarkoidose, fibrös-invasive Thyreoiditis Riedel, Infiltration von extrathyreoidalen Tumoren bzw. Metastasen.

Die *sekundäre (hypophysäre) Hypothyreose* durch TSH-Mangel hat ihre Ursache in einer Funktionseinschränkung des Hypophysenvorderlappens mit erniedrigter oder aufgehobener TSH-Sekretion, wobei Hypophysenadenome im allgemeinen für den Ausfall der Hypophysenvorderlappenfunktion verantwortlich sind. Die post partum auftretende Nekrose des Hypophysenvorderlappens wird als Sheehan-Syndrom bezeichnet. Der bei all diesen Hypophysenvorderlappeninsuffizienzen auftretende TSH-Mangel ist nur ein Teilaspekt.

Eine *tertiäre (hypothalamische) Hypothyreose,* bedingt durch TRH-Mangel, ist selten.

Eine *Hypothyreose durch periphere Resistenz* gegen Schilddrüsenhormon ist bedingt durch eine verminderte Ansprechbarkeit der Endorgane auf Schilddrüsenhormon. Diese Form der Hypothyreose ist ebenfalls sehr selten.

Die Zusammenhänge bei thyreogener (primärer) Hypothyreose bzw. hypophysärer (sekundärer) Hypothyreose sind schematisch in den Abb. 26 und 27 dargestellt.

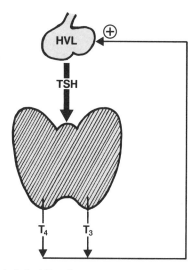

Abb. 26 Thyreogene (primäre) Hypothyreose

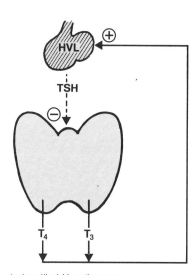

Abb. 27 Hypophysäre (sekundäre) Hypothyreose

9.2 Einteilung der Hypothyreose

Den in Abschnitt 9.1 besprochenen Ursachen der Hypothyreose entspricht die Einteilung nach der Klassifikation der Schilddrüsenerkrankungen der Sektion Schilddrüse der Deutschen Gesellschaft für Endokrinologie.

9.3 Klinik der Hypothyreose

Im Neugeborenen- und Säuglingsalter sind Eß- und Trinkfaulheit, Obstipation, Makroglossie, stumpfer Gesichtsausdruck, Müdigkeit, Bewegungsarmut, Nabelhernie, trockene, blasse, kühle Haut, verdickte Lidränder, verlangsamte Sehnenreflexe, großes Schlafbedürfnis Zeichen des allgemein herabgesetzten Stoffwechsels.

Im Kleinkind- und Schulalter bleiben Wachstum, Zahnbildung, Knochenalter und psychomotorische Entwicklung zurück.

Im Erwachsenenalter erlaubt der langsame, schleichende Krankheitsbeginn bei den häufig wenig klagenden Patienten selten eine Frühdiagnose. Erst die volle Ausprägung des Krankheitsbildes ist einfach zu erkennen (Farbtafel V, 2). Die Hypothyreose des Erwachsenen ist gekennzeichnet durch Antriebsarmut, Konzentrations- und Gedächtnisschwäche, stumpfes Desinteresse, Kälteempfindlichkeit, kalte, schuppende blaßgelbe Haut, spröde und brüchige Haare sowie Nägel, Makroglossie, kloßige, verwaschene Sprache, Obstipation, Menstruationsstörungen, Libidoverlust.

Da die Schilddrüsenhormone praktisch in allen Organsystemen ihre Wirkung ausüben, kann ein entsprechender Hormonmangel zu Organveränderungen verschiedenster Art und Intensität führen.

Im hohen Alter verläuft die Hypothyreose oft oligosymptomatisch, z. B. in Form von Adynamie, Obstipation, Ödemneigung, Kälteempfindlichkeit, Depressionen, Schwerhörigkeit. Viele Symptome ähneln dem ,,physiologischen'' Alterungsprozeß, so daß gerade bei alten Menschen selten an eine Hypothyreose gedacht wird, zumal es von der Euthyreose zur manifesten Hypothyreose fließende Übergänge gibt.

Entsprechend ist die Vielzahl der Begriffe: Man unterscheidet die latente ,,Borderline-Hypothyreose'' von der klinisch manifesten Hypothyreose mit den je nach Hormonmangel und Dauer der Krankheit verschieden ausgeprägten Symptomen.

Das Myxödemkoma ist das Endstadium einer lange bestehenden schweren Hypothyreose und stellt eine lebensbedrohende Notfallsituation dar. Leitsymptome sind hochgradige Somnolenz bis Bewußtlosigkeit, erloschene Reflexe, Verlangsamung von Atemfrequenz und Herzschlagfolge, Hypothermie, Hypotonie, alveoläre Hypoventilation und Hyperkapnie, Hypoxie mit Entwicklung einer respiratorischen Azidose.

9.4 Diagnose der Hypothyreose

Da die *konnatale Hypothyreose* wegen der anfänglich nur geringfügig oder gar nicht ausgeprägten klinischen Symptomatik während der ersten Lebensmonate leicht übersehen werden kann und die Schäden, vor allem hinsichtlich der geistigen Entwicklung, größtenteils irreversibel sind, wenn nicht frühzeitig eine Behandlung eingeleitet wird, wurde 1980 in der Bundesrepublik wie in anderen Ländern das *Hypothyreose-Screening* in den Katalog der Vorsorgeuntersuchungen Neugeborener aufgenommen. Als zuverlässigste Möglichkeit zur Hypothyreosediagnostik bei Neugeborenen hat sich die *Bestimmung des TSH* aus Trockenblutproben Neugeborener bewährt. *Unter etwa 3000 Lebendgeburten wird ein hypothyreotes Kind gefunden.* Etwa 30 % der Mütter sind Strumaträger, ein weiterer Grund für die Einführung der Jodsalzprophylaxe auch in der Bundesrepublik, zumal die Hypothyreoserate, vor allem diejenige der transienten konnatalen Hypothyreose in Ländern mit ausreichender Jodversorgung wie z. B. den USA wesentlich niedriger liegt.

Für die *Diagnosesicherung der Hypothyreose im Erwachsenenalter* stehen die Bestimmung des Schilddrüsenhormons Thyroxin und vor allem ebenfalls die *Bestimmung des TSH* zur Verfügung. Sofern die *Hypothyreose primär thyreoidal bedingt* ist, wird die TSH-Konzentration je nach Schweregrad der Erkrankung erhöht gefunden, nach TRH-Stimulation steigt sie überschießend an.

Bei der *hypophysär bedingten, sekundären Hypothyreose* ist dagegen die basale TSH-Konzentration niedrig und durch TRH nicht oder bei partieller Restfunktion des Hypophysenvorderlappens nur gering stimulierbar.

Nur bei der sehr seltenen hypothalamisch bedingten Hypothyreose ist bei erniedrigten Schilddrüsenhormonspiegeln der TRH-Test normal.

Da im Erwachsenenalter primäre Hypothyreosen zu einem hohen Prozentsatz durch einen Autoimmunprozeß entstehen, ist der Nachweis der zirkulierenden und schilddrüsenständigen Schilddrüsenantikörper von Bedeutung. Hohe *Thyreoglobulin- und antimikrosomale Antikörpertiter* werden bei der chronischen Autoimmunthyreoiditis Hashimoto gefunden.

Erhöhte Serumcholesterinwerte und verlängerte Achillessehnenreflexzeiten geben nur indirekte Hinweise auf eine hypothyreote Stoffwechsellage.

9.5 Therapie der Hypothyreose

Mit Ausnahme der durch Medikamente hervorgerufenen Schilddrüsenunterfunktion sind alle zur Hypothyreose führenden Prozesse nicht rückbildungsfähig. *Die Schilddrüsenunterfunktion bedarf in fast allen Fällen einer lebenslangen Behandlung mit Schilddrüsenhormon.* Da auch die klinisch noch nicht erkennbare leichte Form der Schilddrüsenunterfunktion heute durch die verfeinerte Labordiagnostik aufgedeckt werden kann und einen bedeutenden Risikofaktor bei der Entwicklung einer koronaren Herzkrankheit infolge erhöhter Blutfettwerte darstellt, ist es wichtig, auch die latente Schilddrüsenunterfunktion schon vor ihrem kontinuierlichen Übergang in eine manifeste Hypothyreose mit Schilddrüsenhormon zu behandeln.

9.5.1 Therapie der Hypothyreose bei Kindern

Das Ziel der Behandlung ist es, einen euthyreoten Zustand herbeizuführen und aufrecht zu erhalten. Die exakte Durchführung der Substitutionsbehandlung mit Schilddrüsenhormon ist Voraussetzung für eine normale Entwicklung hypothyreoter Kinder.

Bei Nachweis oder hinreichendem Verdacht einer Schilddrüsenunterfunktion im Rahmen des Hypothyreose-Screenings muß mit der oralen Thyroxinsubstitution unverzüglich begonnen werden. In allen Fällen, in denen durch die Kontrolluntersuchung der Verdacht auf eine angeborene Hypothyreose nicht sicher entkräftet werden konnte, sollte die Behandlung mit Schilddrüsenhormon im allgemeinen bis zur Vollendung des zweiten Lebensjahres durchgeführt werden.

Tab. 9: Therapie der angeborenen Hypothyreose

Alter	Reifgeborene	Frühgeborene
1.–6. Lebensmonat	25–50 µg L-Thyroxin täglich	8–10 µg/kg Körpergewicht L-Thyroxin täglich
7.–12. Lebensmonat	50–75 µg L-Thyroxin täglich	6–8 µg/kg Körpergewicht L-Thyroxin täglich
2.–5. Lebensjahr	75–100 µg L-Thyroxin täglich	
6.–12. Lebensjahr	100–150 µg L-Thyroxin täglich	
ab 12. Lebensjahr	150 µg L-Thyroxin täglich	

Die *Anfangsdosierung* liegt entsprechend den in Tabelle 9 zusammengestellten Dosierungsempfehlungen bei 50 µg L-Thyroxin täglich. Nur bei klinischen Überdosierungszeichen oder bei stark erhöhten T_3-Serumkonzentrationen ist eine Reduktion auf 37,5 oder 25 µg L-Thyroxin täglich erforderlich.

Frühgeborene werden mit einer auf das Körpergewicht bezogenen Thyroxinmenge behandelt, die niedriger liegt als bei *Reifgeborenen*. Die Serumkonzentration des Thyroxins sollte im oberen Bereich der für das Lebensalter gültigen Norm liegen.

Eine Steigerung der Thyroxin-Dosis ist gewöhnlich zwischen dem 9. und 12. Lebensmonat notwendig. Die Dosierung jenseits des 1. Lebensjahres entspricht den Richtwerten, die in der Tabelle 9 zusammengefaßt sind. Pro Quadratmeter Körperoberfläche sind 100 bis 150 µg L-Thyroxin täglich zu geben.

Zeichen der Unterdosierung sind u. a. Obstipation, psychomotorische Verlangsamung, trockene Haut, verlangsamte Sehnenreflexe, zu starke Gewichtszunahme.

Zeichen der Überdosierung sind u. a. durchfällige Stühle, Schwitzen, Tachykardie, Unruhe, psychische Unausgeglichenheit, Gewichtsabfall, Haarausfall, zu schnelles Körperwachstum.

Zur exakten Einstellung der Hormondosen sollten Thyroxin- und TSH-Serumspiegel bestimmt werden. Bei Verdacht auf Über- oder auch Unterdosierung empfiehlt sich zusätzlich der TRH-Test, wobei für die Stimulation 7 µg TRH pro kg Körpergewicht gegeben werden sollten. Fällt der TRH-Test negativ aus, so sollte die Thyroxindosis reduziert werden. Findet sich ein überschießender Anstieg, ist eine Erhöhung der Thyroxindosis erforderlich.

Anfänglich sind *Kontrolluntersuchungen* wöchentlich, in den folgenden zwei Monaten zweiwöchentlich, im ersten Halbjahr monatlich, im zweiten Halbjahr zweimonatlich, im zweiten und dritten Lebensjahr alle drei Monate und ab dem vierten Lebensjahr alle sechs Monate empfehlenswert.

Neben den klinischen Befunden und Laborparametern sind Röntgenaufnahmen der Hand in jährlichen Abständen zur Bestimmung des Knochenalters zu empfehlen, um eine normale, dem chronologischen Alter entsprechende Skelettentwicklung zu erreichen.

9.5.2 Therapie der Hypothyreose bei Erwachsenen

Die Behandlung sollte einschleichend mit kleiner Schilddrüsenhormon-Tagesdosis beginnen. Je schwerer das Krankheitsbild ist, desto niedriger sollte die Anfangsdosis gewählt und desto langsamer die Dosis gesteigert werden. Das Vorgehen ist schematisch in Abb. 28 dargestellt.

Bei jüngeren Patienten mit kürzerer Erkrankungsdauer kann die Erhaltungsdosis, die in der Regel zwischen 100 und 200 µg L-Thyroxin pro Tag liegt, *in relativ kurzem Zeitraum* von wenigen Wochen erreicht werden.

Bei älteren Patienten (über 40 Jahre), insbesondere bei lange vorbestehender Hypothyreose, sollte die initiale L-Thyroxin-Dosis nur 12,5 oder 25 µg pro Tag betragen und jeweils im Abstand von vier Wochen um 12,5 bzw. 25 µg *langsam erhöht* werden.

Wird das Hormondefizit zu rasch behoben, kann es zu kardialen Beschwerden infolge eines gesteigerten myokardialen Sauerstoffbedarfs kommen. Ohne daß der Patient mehr körperliche Arbeit leistet, wird durch die künstliche

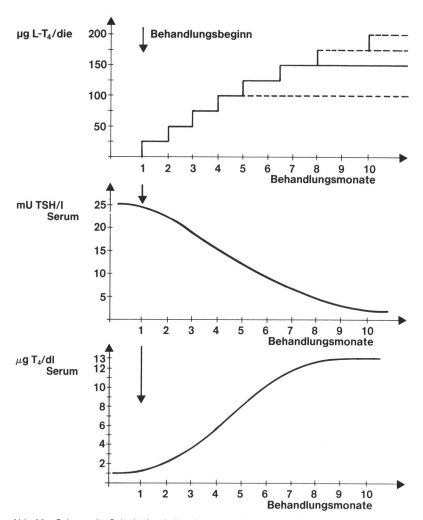

Abb. 28 Schema der Substitutionsbehandlung mit L-Thyroxin bei Hypothyreose

Erhöhung des Thyroxinspiegels eine Dauerbelastung des Myokards verursacht. Während der Herzgesunde dies ohne Beschwerden toleriert, kann es bei älteren koronarkranken Patienten zu pektanginösen Beschwerden kommen. Der momentane Sauerstoffbedarf kann in Ruhe auch bei einer stärkeren Koronarsklerose noch gedeckt werden, während bei Belastung oder bei Schilddrüsenhormongabe die notwendige Blut- und Sauerstoffzufuhr nicht mehr ausreichen.

Bei Patienten mit koronarer Herzkrankheit sollte die hypothyreote Stoffwechsellage nicht vollständig ausgeglichen werden, da leicht hypothyreote

Patienten an ihrer koronaren Herzkrankheit wegen des verminderten Sauerstoffbedarfs im allgemeinen nicht leiden und da Herzinfarkte bei Hypothyreose seltener sind.

Die endgültige Substitutionsdosis sollte in allen Fällen erst nach drei bis sechs Monaten erreicht sein, wobei jedoch ein Therapieeffekt subjektiv und objektiv bereits sehr viel früher eintritt. Die Patienten fühlen sich frischer und besser, der Thyroxinspiegel steigt an, während der TSH-Spiegel abfällt (Abb. 28). Noch vor Erreichen der Erhaltungsdosis verschwinden die meisten Symptome der Hypothyreose.

Die Höhe der Erhaltungsdosis richtet sich nach dem klinischen Verlauf und der Höhe der TSH-Konzentration. Bei den meisten Patienten läßt sich mit einer Dosis von 150 µg Thyroxin pro Tag die TSH-Konzentration normalisieren, ohne daß Symptome einer artefiziellen Hyperthyreose auftreten.

Bei Behandlungsbeginn sind *Kontrolluntersuchungen* in vierzehntägigen Abständen, nach drei Monaten in vierwöchigen Abständen und nach sechs Monaten in drei- bis sechsmonatigen Abständen zu empfehlen.

Während einer *Schwangerschaft* und Stillzeit ist die Behandlung einer Hypothyreose fortzusetzen, ggf. ist eine Erhöhung der vorausgegangenen Erhaltungsdosis notwendig. Ein ausreichendes Angebot an Schilddrüsenhormon ist Voraussetzung für eine intakte Gravididät.

Die *Therapie der sekundären Hypothyreose* sollte erst eingeleitet werden, wenn eine sekundäre Nebenniereninsuffizienz ausgeglichen wurde, um eine Addison-Krise zu vemeiden. Außerdem sollte ein evtl. Ausfall der gonadotropen Partialfunktion des Hypophysenvorderlappens durch Gaben von Testosteron bzw. Östrogen unter entsprechenden Kontrolluntersuchungen ebenfalls substituiert werden.

Die einfache und wirksame Behandlung der Hypothyreose (Farbtafeln VI, 1 und 2), die zu den dankbarsten Aufgaben in der Medizin gehört, steht und fällt mit der Zuverlässigkeit des Patienten und der Regelmäßigkeit der ärztlichen Langzeitkontrolle. *Der Hauptgrund für die mangelhafte Langzeittherapie liegt in erster Linie bei den Patienten, die sich mit Teilerfolgen zufrieden geben und die von der Notwendigkeit einer lebenslangen Substitutionstherapie bei Hypothyreose nicht genügend unterrichtet worden sind.* Wichtig ist es auch, die Patienten darauf aufmerksam zu machen, daß während interkurrenter Erkrankungen die Schilddrüsenhormonsubstitution weder reduziert noch abgebrochen werden darf. Lediglich der akute Myokardinfarkt stellt eine Kontraindikation für die Thyroxinmedikation dar.

9.5.3 Notfalltherapie des hypothyreoten Komas

Das hypothyreote Koma stellt das Endstadium einer nicht behandelten Schilddrüsenunterfunktion dar. Warum eine Hypothyreose in ein Myxödemkoma übergeht, ist bisher unklar geblieben. Die Höhe des Thyroxinspiegels steht in keinem Zusammenhang mit der Schwere des Krankheitsbildes. Wahrscheinlich ist, daß *Begleiterkrankungen der Hypothyreose oder Zweiterkrankungen zu einer Dekompensation der hypothyreoten Stoffwechsellage* führen. Neben Belastung, Infekten, Streß und Kälte können vor allem sedierend wirkende Pharmaka und operative Eingriffe ein Koma auslösen. Daher ist es wichtig, die Diagnose einer Hypothyreose rechtzeitig zu stellen und die Gabe von Hypnotika oder Tranquilizern bei hypothyreoten Patienten zu vermeiden.

Die Therapie des Myxödemkomas ist aufwendig und verantwortungsvoll. Zunächst ist der komatöse Zustand zu beherrschen, dann die Substitution des Schilddrüsenhormonmangels vorzunehmen.

Zur *Beseitigung der durch Hypoventilation* entstandenen Hyperkapnie mit CO_2-Narkose sind je nach Schweregrad der respiratorischen Azidose Intubation und künstliche Beatmung als erste Maßnahme durchzuführen.

Eine *Infusion mit 200 mg Hydrocortison* sollte, evtl. unter Zusatz von 40 %iger Glukose (bei Hypoglykämie), als nächste Maßnahme erfolgen. Da bereits eine Expansion des extrazellulären Volumens vorliegt, ist von Kochsalzinfusionen bei Hyponaträmie abzusehen.

Die kausale Therapie der Wahl ist die *intravenöse Applikation von L-Thyroxin* in einer Bolusinjektion von 400 bis 500 µg am ersten Tag, ab zweiten Tag 100 µg intravenös bzw. nach Erlangung des Bewußtseins auch oral. Koma und zerebrale Hypoxämie müssen im Gegensatz zur einschleichenden Dosierung bei der ambulanten Behandlung der Hypothyreose rasch beendet werden, auch unter Inkaufnahme des hohen koronaren Risikos, da die Prognose des Myxödemkomas nach wie vor ungünstig ist. Alternativ kann L-Trijodthyronin in einer Dosis von bis zu 100 µg intravenös innerhalb der ersten zwölf Stunden, an den ersten zwei Tagen 25 µg alle zwölf Stunden, ab dritten Tag 25 µg und mehr pro die gegeben werden.

Bei hochgradigen Blockierungen der Reizleitung und ausgeprägter Bradykardie kann ein *temporärer Schrittmacher* angezeigt sein, bei Herzinsuffizienz eine Digitalisierung. Zur Infektprophylaxe empfiehlt sich die Gabe von Antibiotika.

Von einer aktiven Erwärmung des hypothermen Patienten ist abzuraten, da bei bereits bestehender Hypotonie infolge der Vasodilatation leicht ein Kreislaufkollaps entstehen kann.

Trotz dieses intensiven Vorgehens ist die *Mortalität des hypothyreoten Komas mit ca. 50 % noch relativ hoch.* Wird der komatöse Zustand überwunden, erfolgt die Nachbehandlung mit oraler Thyroxinsubstitution wie bei der Therapie der Hypothyreose.

9.6 Zusammenfassung

Bei rechtzeitiger und gut gesteuerter Behandlung kann ein Patient mit Hypothyreose als bedingt gesund angesehen werden. Jedem Hypothyreosepatienten und seiner Bezugsperson muß die Notwendigkeit einer lebenslangen und nie zu unterbrechenden Substitutionstherapie mit Schilddrüsenhormonpräparaten deutlich gemacht werden. Erfahrungsgemäß geben mehr als 40 % hypothyreoter Patienten die Substitutionstherapie auf und erscheinen nicht zu den regelmäßigen Kontrollen, so daß neuerdings statt der einschleichenden Dosierung, die für den Patienten wegen des langsam sich einstellenden Erfolges oft unbefriedigend ist, wie beim Myxödemkoma initial eine Bolusinjektion von Thyroxin zumindest für die stationäre Einleitung der Substitutionstherapie empfohlen wird, ähnlich wie beim Ausgleich anderer endokriner Mangelsyndrome. Unabhängig von der Initialtherapie sind eine gute Compliance und die Gewähr regelmäßiger, wenn auch später in immer größeren Abständen durchgeführter Kontrolluntersuchungen Voraussetzungen für eine dauerhafte und erfolgreiche Substitutionsbehandlung, die lebenslang durchzuführen ist.

10 Karzinome der Schilddrüse

Während die blande Struma diffusa und/oder nodosa eine sehr häufige Schilddrüsenerkrankung ist, sind Schilddrüsenkarzinome selten. Ihr Anteil wird auf 0,5 bis 1 % aller Krebserkrankungen geschätzt. Schilddrüsenkarzinome stehen erst an elfter Stelle aller Krebstodesfälle.

10.1 Ursachen der Schilddrüsenkarzinome

Ionisierende Strahlen im Halsbereich, vor allem bei Kindern, haben einen karzinogenen Einfluß auf die Schilddrüse. Ferner wird diskutiert, ob die verlängerte und verstärkte TSH-Stimulation in Kropfendemiegebieten zu einem gesteigerten Vorkommen von Schilddrüsenkarzinomen führen kann. Interessant sind in diesem Zusammenhang vergleichende Studien vor und nach Einführung der Jodsalzprophylaxe in der Schweiz, die eine mit dem Gestaltwandel der Struma einhergehende Veränderung der Morphologie der Schilddrüsen zeigen, indem sich die Tumorverteilung den Verhältnissen in Regionen ohne Kropfendemie annähert (Abb. 29). Entsprechend ist eine Verschiebung von

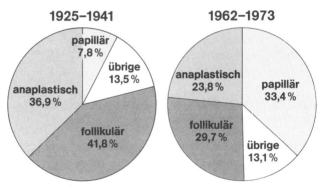

Abb. 29 Relative Häufigkeit der wichtigsten Schilddrüsenkarzinomtypen vor und nach Einführung der Jodsalzprophylaxe in der Schweiz (nach R. Vollenweider und Chr. Hedinger, Schwerpunktmedizin 4, 26, 1981)

undifferenzierten zu differenzierten Tumorformen sowie eine Zunahme der papillären Karzinome auf Kosten der follikulären Typen nachweisbar. *Der Rückgang der besonders bösartigen Schilddrüsenkarzinome nach ausreichender alimentärer Jodversorgung stellt ein weiteres Argument für die Einführung der Jodsalzprophylaxe dar.*

10.2 Einteilung der Schilddrüsenkarzinome

Die differenzierten Karzinome, d. h. die *papillären* und/oder *follikulären Karzinome*, besitzen hinsichtlich ihres histologischen Aufbaus und der Funktion große Ähnlichkeit mit normalem Schilddrüsenparenchym. Häufig gibt es

Mischformen aus follikulären und papillären Karzinomen. Follikuläre Karzinome besitzen eine bevorzugt hämatogene Metastasierungstendenz (Lunge, Knochen), papilläre Karzinome dagegen weisen eine frühzeitige lymphogene Ausbreitung auf (intrathyreoidal, regionale Halslymphknoten). Follikuläre und papilläre Schilddrüsenkarzinome machen je etwa 30 % aller Schilddrüsenkarzinome aus (Abb. 29). Sie haben einen relativ gutartigen Verlauf.

Bei den *anaplastischen Karzinomen* handelt es sich um stark entdifferenzierte Tumoren ohne erkennbare Organstrukturen mit meist hoher Aggressivität und schnellem Fortschreiten. Nicht weniger als zwei Drittel der Patienten mit Schilddrüsenkarzinom sterben an den Folgen eines anaplastischen Schilddrüsenkarzinoms, das nur etwa 20 % aller Schilddrüsenkarzinome ausmacht. Nur ein bis zwei Patienten pro Million sterben also an den weitaus häufigeren differenzierten follikulären bzw. papillären Schilddrüsenkarzinomen.

Die *C-Zellkarzinome,* auch medulläre Karzinome genannt, nehmen ihren Ausgang nicht von den Thyreozyten, sondern von den Calcitonin-produzierenden parafollikulären C-Zellen. Der Serum-Calcitonin-Spiegel ist erhöht. Ihre Ausbreitung erfolgt zunächst in regionale zervikale und mediastinale Lymphknoten, danach auch hämatogen in die Körperperipherie. Das C-Zellkarzinom kommt familiär gehäuft vor.

Sarkome und metastatische Fremdtumoren sind relativ selten.

10.3 Klinik der Schilddrüsenkarzinome

Neu auftretende Schilddrüsenknoten, vor allem Solitärknoten bei Kindern sowie Schilddrüsenveränderungen bei vorausgegangener Bestrahlung im Halsbereich, *sind eher maligne entartet* als lange unverändert bestehende nodöse Strumen. Langsames Wachstum schließt jedoch ein Schilddrüsenkarzinom nicht aus. Gutartige Schilddrüsenknoten nehmen im Alter zu, während Schilddrüsenkarzinome in allen Altersgruppen vorkommen können. Da gutartige Schilddrüsenknoten bei Frauen häufiger sind als bei Männern, bedeutet vor allem bei jüngeren Männern das Auftreten eines Schilddrüsenknotens mit höherer Wahrscheinlichkeit ein Schilddrüsenkarzinom als bei einer älteren Patientin mit einer Knotenstruma.

Die diagnostisch einigermaßen zuverlässige Späterkennung eines Schilddrüsenkarzinoms durch Zeichen wie schlecht abgrenzbare, unverschiebliche, derb-höckrige Struma, Verlust der Schluckverschieblichkeit, Heiserkeit infolge Rekurrensparese, ist vom ärztlichen Standpunkt von geringerem Wert, da bei einer aufgrund von Spätsymptomen gestellten Diagnose die Therapie im allgemeinen zu spät kommt.

Eine Frühdiagnose ist jedoch an Hand von klinischen Untersuchungskriterien selten möglich. Allgemeine Tumorsymptome treten, wenn überhaupt, spät auf. Oft wird die Diagnose erst bei Metastasierung des Tumors in andere Organe gestellt.

10.4 Diagnose der Schilddrüsenkarzinome

Nur bei sehr seltenen medullären Schilddrüsenkarzinomen kann ein erhöhter Calcitonin-Spiegel Hinweis auf das Vorliegen dieses von den C-Zellen ausgehenden Tumors sein, wobei fast immer das karzinoembryonale Antigen (CEA) ebenfalls erhöht ist. Im übrigen gibt es keine spezifischen Laboratoriumsteste für den Nachweis des Schilddrüsenkarzinoms.

Die morphologische Untersuchung der Schilddrüse steht ganz im Vordergrund der Diagnostik. Ein *sonographisch* echoarmes Areal, vor allem wenn es unregelmäßig begrenzt ist und Infiltrationszeichen zeigt, ist sehr verdächtig auf eine maligne Entartung. Differentialdiagnostisch muß das echoarme Areal gegen ein autonomes Adenom und andere gutartige Knoten nach dem in Abb. 13 dargestellten Schema abgegrenzt werden.

Der *szintigraphisch* „kalte"Knoten ist ebenfalls ein Hinweiszeichen für eine Malignität. Kalte Knoten finden sich jedoch in über der Hälfte aller knotig veränderten Strumen. Je nach Selektion des Krankengutes sind hiervon im Mittel weniger als 5% maligne entartet. Meist handelt es sich um inaktive gutartige Adenome, degenerative Prozesse wie Blutungen, Zysten, Fibrosierungen, Verkalkungen und Entzündungen der Schilddrüse. Trotzdem muß bis zum Beweis des Gegenteils jeder szintigraphisch kalte Knoten als suspekt auf ein Schilddrüsenkarzinom angesehen werden.

Sonographisch echoarme und/oder szintigraphisch „kalte" Knoten erfordern in jedem Fall eine weitere Abklärung, z. B. durch eine *gezielte Feinnadelpunktion* (Farbtafel VII, 1). In der Mehrzahl der Fälle mit anamnestisch bzw. klinisch unauffälligen Strumaknoten kann durch die Feinnadelpunktion mit Nachweis normaler Thyreozyten oder benigner, meist degenerativer regressiver Veränderungen innerhalb der Schilddrüse eine prophylaktische Strumektomie vermieden werden. Nur in etwa 10% der Fälle ist aufgrund eines anamnestisch oder klinisch erhöhten Risikos sowie zweifelhaft abnormer oder sicher pathologischer zytologischer Befunde eine Indikation zur operativen Abklärung gegeben, ohne daß in allen Fällen tatsächlich bei der Operation ein Malignom nachgewiesen wird. *Bei etwa 90% der Patienten mit solitären Schilddrüsenknoten ist aufgrund der heute zur Verfügung stehenden diagnostischen Verfahren keine Indikation zur chirurgischen Abklärung gegeben.* Die jetzt in Jodmangelgebieten schwierige Abgrenzung eines Schilddrüsenkarzinoms gegenüber den sehr viel häufigeren, degenerativ veränderten Knotenkröpfen dürfte bei Senkung der Kropfrate einfacher und frühzeitiger möglich sein, da die Zahl verdächtiger Knoten nach Ausgleich des Jodmangels zusammen mit der Kropfhäufigkeit deutlich abnehmen wird.

Vor einer Operation wegen Verdacht auf Schilddrüsenkarzinom sollten eine Röntgenaufnahme von Trachea, Ösophagus und Thorax angefertigt werden.

10.5 Therapie der Schilddrüsenkarzinome

Am Anfang der therapeutischen Maßnahmen steht bei allen Schilddrüsenkarzinomen unabhängig vom klinischen Stadium die *möglichst radikale Thyreoidektomie*. Diese wird bei bekannter Diagnose sofort, bei histologischer Zufallsdiagnose in einer zweiten Sitzung innerhalb weniger Tage durchgeführt.

Durch die Operation werden grundsätzlich zwei Ziele verfolgt: Einmal die totale Entfernung des Tumors, der nur mikroskopisch erkennbar auch in scheinbar gesundes Parenchym metastasiert sein kann, zum anderen die vollständige Beseitigung des normalen Schilddrüsengewebes und damit Schaffung optimaler Voraussetzungen für eine nachfolgende effektive ^{131}J-Strahlentherapie.

Falls ein radikaler, kurativer Eingriff nicht mehr durchführbar ist, behält die Operation als Palliativmaßnahme zur Reduktion der Tumormasse trotzdem ihre Berechtigung. Auch bei Vorliegen von Lokal- bzw. Fernmetastasen ist die radikale oder palliative Operation des Primärtumors anzustreben (Farbtafel VII, 2).

Das weitere therapeutische Vorgehen ist in Abb. 30 schematisch dargestellt. *Etwa zwei bis drei Wochen nach der Operation sollte routinemäßig eine therapeutische ^{131}J-Dosis von 50 bis 80 mCi zur Elimination des restlichen Schilddrüsengewebes und Aufdeckung extrathyreoidaler radiojodspeichernder Metastasen verabreicht werden.* Bis zu dieser Maßnahme sollte keine Schilddrüsenhormonnachbehandlung erfolgen, um den erhöhten endogenen TSH-Spiegel für eine möglichst hohe Aufnahme des Radiopharmakons auszunutzen. Werden jodspeichernde Herde in Form zurückgelassenen regulären Parenchyms oder von Fernmetastasen entdeckt, so schließen sich eine bis mehrere therapeutische Radiojodgaben bis zur völligen Ausschaltung an. Im Anschluß an die Radiojodtherapie wird im Abstand von vier bis sechs Wochen auch bei überwiegend differenzierten Schilddrüsenkarzinomen – vor allem beim papillären Schilddrüsenkarzinom – eine *perkutane Hochvolt-Strahlentherapie* angeschlossen, sofern Gefäß- und Kapseleinbrüche und/oder Lymphknotenmetastasen nachzuweisen waren. Da auch bei anaplastischen Schilddrüsenkarzinomen in etwa 20% der Fälle Metastasen Radiojod speichern können, sollte auch bei diesen Tumoren als erstes eine Radiojodtherapie nach der Operation durchgeführt werden. Lediglich das medulläre Karzinom und andere Tumoren der Schilddrüse werden keiner Radiojodbehandlung zugeführt.

Im Anschluß an die perkutane Bestrahlung des Schilddrüsenbettes und der Lymphabflußwege erfolgen im Abstand von einigen Wochen bis Monaten so lange Radiojobehandlungen mit im allgemeinen 100 mCi ^{131}J, bis kein Schilddrüsenrestgewebe bzw. speicherndes Tumor- oder Metastasengewebe mehr nachweisbar ist (Farbtafeln VIII, 1 und 2).

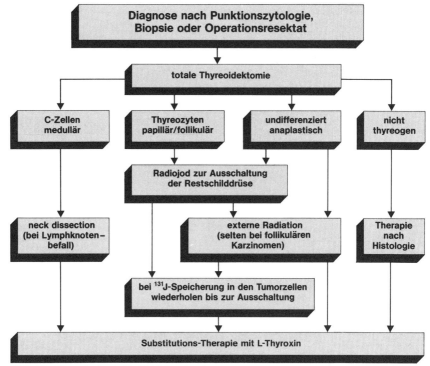

Abb. 30 Therapieplan bei Schilddrüsenkarzinomen

Neben der szintigraphischen Verlaufskontrolle scheint sich vor allem die *Bestimmung des Thyreoglobulinspiegels im Serum* für die Verlaufsuntersuchung bei differenzierten Schilddrüsenkarzinomen zu bewähren. Bei vollständiger Entfernung der Karzinome sinkt der Spiegel des Thyreoglobulins unter die Nachweisgrenze. Entwickeln sich ein Tumorrezidiv oder eine Metastase, so steigt der Thyreoglobulinspiegel wieder an. Die Bestimmung des Thyreoglobulinspiegels im Serum ist bei der Verlaufskontrolle in seiner Aussage eher noch empfindlicher als der Nachweis von speicherndem Gewebe bei der ^{131}J-Ganzkörperszintigraphie.

Zwischen den Radiojodbehandlungen und selbstverständlich auch nach deren Abschluß sowie nach anderen Therapiemaßnahmen wie Operation und/ oder perkutaner Bestrahlung wird eine *hochdosierte Substitutions- und Suppressionsbehandlung mit Schilddrüsenhormon,* im allgemeinen mit L-Thyroxin in einer Dosis bis zu 300 (400) µg täglich, ohne Einschleichphase durchgeführt, deren Effekt durch einen im oberen Normbereich liegenden Thyroxinspiegel und einen negativen Ausfall des TRH-Testes zu dokumentieren ist. Diese Schilddrüsenhormonmedikation allein hat bereits einen hemmenden Effekt auf die Tumorprogredienz durch zuverlässige Suppression der das Tumorwachstum fördernden TSH-Sekretion.

Eine Unterbrechung der Thyroxin-Medikation ist lediglich vor einer beabsichtigten Kontrollszintigraphie oder Radiojodtherapie gestattet. Hierfür bewährt es sich, die Substitutionstherapie mit L-Thyroxin für drei bis vier Wochen auf eine Substitutionsbehandlung mit L-Trijodthyronin in einer Dosis von 60 bis 100 µg umzusetzen und das L-Trijodthyronin, das eine wesentlich kürzere biologische Halbwertszeit als L-Thyroxin besitzt, drei Wochen vor einer erneuten therapeutischen (oder diagnostischen) Radiojodgabe abzusetzen, um eine ausreichend hohe endogene TSH-Stimulation zu erreichen. Exogene TSH-Gaben sollten wegen der möglichen allergischen Nebenreaktionen vermieden werden. Die Wiederaufnahme der Schilddrüsenhormonbehandlung sollte eine Woche nach der Radiojodtherapie mit 50 % der Erhaltungsdosis beginnen, nach zwei Wochen auf die volle Erhaltungsdosis gesteigert werden.

Die *Prognose* der einzelnen Schilddrüsenkarzinome ist sehr unterschiedlich. Nach fünf Jahren leben im Mittel noch 90 % der Patienten mit papillärem, 85 % derjenigen mit follikulärem, 50 % der mit C-Zellkarzinom und nur 1 % der mit anaplastischem Karzinom. Bei diesen Überlebensraten spielen das Alter des Patienten und die Ausbreitung des Tumors zum Zeitpunkt der ersten therapeutischen Maßnahme eine wesentliche Rolle.

Regelmäßige *Kontrolluntersuchungen* sind bei Patienten mit Schilddrüsenkarzinomen unerläßlich. Die jeweiligen Intervalle können individuell festgelegt werden und liegen je nach Ausgangsbefund in der Regel zwischen drei und sechs Monaten und sollten den Zeitraum von einem Jahr nicht überschreiten. Die diagnostischen Maßnahmen bei diesen Kontrollen beinhalten eine exakte Zwischenanamnese, gründliche körperliche Untersuchung, eine Röntgenuntersuchung des Thorax, ein Leber- und Knochenszintigramm sowie die üblichen biochemischen Kontrollen einschließlich Bestimmung der Hormonparameter und des Thyreoglobulin- bzw. Calcitonin-Spiegels.

Bei rasch progredientem Verlauf können an letzter Stelle in der Behandlung der Schilddrüsenkarzinome Zytostatika eingesetzt werden.

10.6 Zusammenfassung

Die Therapie der Schilddrüsenkarzinome ist eine interdisziplinäre Aufgabe. Der sinnvolle und koordinierte Einsatz aller diagnostischen und vor allem therapeutischen Möglichkeiten führt bei den meist vorliegenden differenzierten Schilddrüsenkarzinomen zu langen Überlebenszeiten als Erfolg eines radikalen Vorgehens und engmaschiger Nachsorge. Die erwähnte, mit dem Rückgang der endemischen Struma in Zusammenhang stehende Verschiebung zu differenzierten Karzinomformen geht mit einer Abnahme der Mortalität einher. Sollte in der Bundesrepublik die Strumahäufigkeit durch eine konsequente Jodsalzprophylaxe allmählich reduziert werden können, so dürfte bei Schilddrüsenkarzinomen mit einer weiteren Verbesserung der Prognose zu rechnen sein.

11 Schlußbemerkungen

Aufgrund der Tatsache, daß derzeit noch etwa jeder sechste Bundesbürger einen mehr oder weniger ausgeprägten Jodmangelkropf aufweist, sind zeit- und kostenaufwendige Maßnahmen zur differenzierten Diagnose, Therapie und Verlaufskontrolle der über 25 möglichen Schilddrüsenerkrankungen sowie ihrer etwa 50 Unterformen erforderlich.

Eine kausale Therapie ist bei Schilddrüsenerkrankungen nur selten möglich. Die Betreuung von Patienten mit Schilddrüsenerkrankungen erstreckt sich daher meist über lange Zeiträume, da Kontrollen über viele Jahre auch nach Wiederherstellung eines „Normalzustandes" notwendig sind.

Für eine rationelle Therapie von Schilddrüsenerkrankungen stehen heute die medikamentöse Behandlung mit Schilddrüsenhormonen, antithyreoidalen Substanzen, die Strumaresektion oder Thyreoidektomie sowie die Strahlenbehandlung mit Radiojod oder perkutan zur Verfügung. Jede der genannten Behandlungswege hat Vor- und Nachteile. Die Indikation zum jeweiligen therapeutischen Vorgehen variiert bei den einzelnen Arbeitsgruppen, wobei letztlich die Auswahl zu Gunsten des einen oder anderen Verfahrens durch individuelle Faktoren wie Allgemeinzustand und Mitarbeit des Patienten bestimmt wird. So kommt auch in der vorliegenden Übersicht oft die persönliche Einstellung des Autors zur Darstellung.

Die Pharmakotherapie, einschließlich der Vor- und Nachbehandlung, kommt heute bei fast allen Schilddrüsenkrankheiten zum Einsatz. Sie ist in der Regel ambulant durchführbar.

Aus zweierlei Gründen bedürfen praktisch alle Schilddrüsenerkrankungen der Behandlung mit Schilddrüsenhormon: Einmal zur Suppression der TSH-Sekretion bei der blanden Struma mit Euthyreose, nach Strumektomie bzw. Radiojodtherapien und als Begleitmedikation bei der Gabe von Thyreostatika. Zum anderen zur Substitution des Schilddrüsenhormonmangels bei Hypothyreosen, Thyreoiditis, Thyreoidektomie, z. B. wegen Schilddrüsenkarzinomen. Bei manchen Krankheitsbildern wie bei der operierten Schilddrüse sind Suppression der TSH-Sekretion und Substitution des Schilddrüsenhormonmangels gleichzeitig erforderlich.

Abb. 31 faßt die *Dosierungsvorschläge für die Behandlung mit L-Thyroxin bei den wichtigsten Schilddrüsenerkrankungen* zusammen. Heute wird der Behandlung mit synthetisch reinem L-Thyroxin der Vorzug gegeben, da eine Behandlung mit diesem Hormonpräparat aufgrund der im Organismus auftretenden Monodejodierung zum zweiten Schilddrüsenhormon Trijodthyronin am ehesten die physiologischen Verhältnisse nachahmt.

Die in den synthetischen Präparaten enthaltenen Schilddrüsenhormone sind identisch mit den körpereigenen Hormonen und deshalb auch bei jahrelanger Einnahme unschädlich. Die Therapie soll im allgemeinen einschleichend er-

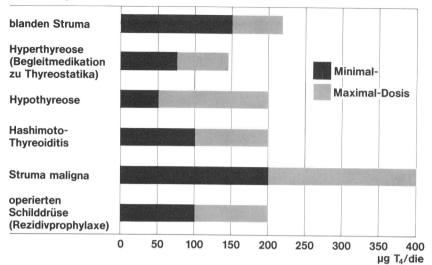

Abb. 31 Minimal- und Maximaldosierungen für L-Thyroxin bei den wichtigsten Schilddrüsenerkrankungen

folgen. Nebenwirkungen sind außergewöhnlich selten, vor allem bei der Monotherapie mit L-Thyroxin.

Schilddrüsenhormonpräparate beeinträchtigen selten die Wirkung anderer Medikamente und sollten vor allem auch in der Schwangerschaft, evtl. sogar in höherer Dosierung, verabreicht werden.

Eine gute Information der Patienten ist die beste Basis für eine erfolgreiche Dauerbehandlung mit Schilddrüsenhormon. Da bei therapeutischer Anwendung von Schilddrüsenhormon bei gleicher Dosierung die Wirkung von Patient zu Patient oft unterschiedlich ist, sind regelmäßige klinische Kontrollen und Bestimmungen der schilddrüsenspezifischen Laborparameter im Einzelfall für die optimale Dosierung erforderlich.

Unter den *antithyreoidal wirksamen Pharmaka* haben vor allem die Substanzen der Thionamid-Gruppe praktische Bedeutung. Eine thyreostatische Therapie hat bei jungen Patienten mit kleiner Struma bei Hyperthyreose vom Basedow-Typ die größte Chance auf eine Vollremission. Wenig sinnvoll ist die thyreostatische Langzeittherapie bei der Schilddrüsenautonomie und bei der hyperthyreoten multinodulären Struma. Hier sind bevorzugt Operation oder Radiojodbehandlung in Erwägung zu ziehen.

Begleiterkrankungen wie die endokrine Orbitopathie können nur in einem begrenzten Umfang durch vorwiegend symptomatische Maßnahmen beeinflußt werden.

Die Betreuung Schilddrüsenkranker wäre einfacher, wenn durch eine konsequente Jodsalzprophylaxe die blande Struma und ihre Folgekrankheiten wie die autonomen Schilddrüsenerkrankungen mit einem Hyperthyreoserisiko, die mechanisch behindernden großen Strumen und die kalten Knoten, bei denen differentialdiagnostisch an ein Schilddrüsenkarzinom zu denken ist, weitgehend eliminiert würden.

Die Jodsalzprophylaxe ist eine lohnende Maßnahme, die den Staat nichts kostet, aber zur Einsparung erheblicher finanzieller Aufwendungen im Gesundheitswesen beitragen kann. Sie vermag vor allem bei jüngeren Menschen die Kropfhäufigkeit in der Bundesrepublik von derzeit durchschnittlich 15 % auf unter 3 % zu senken. Die Jodprophylaxe ist daher als eine der erfolgreichsten und billigsten präventivmedizinischen Maßnahmen anzusehen. Das geringe Hyperthyreoserisiko, das nach Einführung von jodiertem Kochsalz vorübergehend auftreten kann, darf die großen Vorteile der Minderung des Vorkommens des ,,unnötigen" Jodmangelkropfes und seiner Folgekrankheiten nicht in Frage stellen.

Tabelle 10: Wichtigste jodhaltige Medikamente bzw. Röntgenkontrastmittel:

Analgetika/Antirheumatika	Arthribosan, Dolorsan
Antitussiva/Expectorantien	Kalium jodatum, Mucolytisches Expectorans
Bronchospasmolytika	Asthma-6-flüssig, Felsol, Trisan
Dermatika	Locacorten-Vioform, Medicrucin rosé, Millicorten-Vioform, Sermaform, Virunguent, Zostrum
Desinficientien/Antiseptica	Betaisodona, Dijozol
Geriatrica	Geriatric Pharmaton
Grippemittel	Mandrorhinon
Gynaecologica	Klimax-H-Taeschner, Klimax-N-Taeschner
Hämorrhoidenmittel	Anusol, Anusol + H
Lipidsenkende Mittel	Dynothel, Eulipos
Magen-Darm-Mittel	Mexaform, Mexase, Stelabid
Mund-Rachen-Therapeutika	Laryngsan, Tonsiotren
Ophthalmica	Asthenopin i. d. Ophthiole, Durajod, Ger N i. d. Ophthiole, Pherajod, Solan, Vitreolent
Rhinologica	Jod-Turipol, Ornatos
Roborantia, Tonica	Repursan
Umstimmungsmittel	Lymphomyosot

Schilddrüsentherapeutika	Euthyrox, L-Thyroxin Henning, Novothyral, Prothyrid, Thevier, Thybon, Thyrotardin, Thyroxin-T_3 Henning
Röntgenkontrastmittel	Amipaque, Angiografin, Bilibyk, Biligram, Biliscopin, Biloptin, Conray, Endomirabil, Rayvist, Telebrix, Urografin, Urovision, Urovist

nach Unterlagen von J. Köbberling*, G. Hintze**, J. Herrmann*** und H. L. Krüskemper***

---

* J. Köbberling, unveröff. Ergebnisse
** G. Hintze, Med. Diss., Göttingen 1981
*** J. Herrmann u. H. L. Krüskemper, Dtsch. med. Wschr. 103, 1434 (1978)

HENNING BERLIN

Schilddrüsendiagnostika
Schilddrüsentherapeutika

**Apotheken-
verkaufspreis
mit 13% MWSt.
DM** | **Handelsformen ab 1983**

DM		Handelsformen ab 1983
5,85	N2	50 Tabletten (Blisterpackung)
8,95		98 Tabletten (Wochenplanpackung)
36,10	N3	100 Tabletten (Blisterpackung)
		500 Tabletten (Bündelpackung 5 x 100 Tabletten N3)
6,35	N2	50 Tabletten (Blisterpackung)
9,90		98 Tabletten (Wochenplanpackung)
17,15	N3	100 Tabletten (Blisterpackung)
39,20		200 Tabletten (Schüttpackung)
		500 Tabletten (Bündelpackung 5 x 100 Tabletten N3)
9,90	N2	50 Tabletten (Blisterpackung)
15,90		98 Tabletten (Wochenplanpackung)
54,75	N3	100 Tabletten (Blisterpackung)
		500 Tabletten (Bündelpackung 5 x 100 Tabletten N3)
10,95	N2	50 Tabletten (Blisterpackung)
17,05		98 Tabletten (Wochenplanpackung)
25,50	N3	100 Tabletten (Blisterpackung)
63,70		200 Tabletten (Schüttpackung)
		500 Tabletten (Bündelpackung 5 x 100 Tabletten N3)
11,45	N2	50 Tabletten (Blisterpackung)
18,95		98 Tabletten (Wochenplanpackung)
67,30	N3	100 Tabletten (Blisterpackung)
		500 Tabletten (Bündelpackung 5 x 100 Tabletten N3)
13,00	N2	50 Tabletten (Blisterpackung)
19,85		98 Tabletten (Wochenplanpackung)
29,70	N3	100 Tabletten (Blisterpackung)
69,95		200 Tabletten (Schüttpackung)
		500 Tabletten (Bündelpackung 5 x 100 Tabletten N3)
15,35	N2	50 Tabletten (Blisterpackung)
22,85		98 Tabletten (Wochenplanpackung)
78,30	N3	100 Tabletten (Blisterpackung)
		500 Tabletten (Bündelpackung 5 x 100 Tabletten N3)
8,00		3 Tabletten (Blisterpackung)
64,40		1 Kombinationspackung
11,25	N2	50 Tabletten (Blisterpackung)
15,20		70 Tabletten (Wochenplanpackung)
34,25	N3	100 Tabletten (Blisterpackung)
60,60		200 Tabletten (Schüttpackung)
		500 Tabletten (Bündelpackung 5 x 100 Tabletten N3)
13,55	N2	50 Tabletten (Blisterpackung)
17,55		70 Tabletten (Wochenplanpackung)
42,35	N3	100 Tabletten (Blisterpackung)
79,95		200 Tabletten (Schüttpackung)
		500 Tabletten (Bündelpackung 5 x 100 Tabletten N3)
9,90	N2	50 Tabletten (Schüttpackung)
28,95	N3	100 Tabletten (Schüttpackung)
65,95		500 Tabletten (Bündelpackung 10 x 50 Tabletten N2)
14,75	N2	50 Tabletten (Schüttpackung)
55,65	N3	100 Tabletten (Schüttpackung)
		500 Tabletten (Bündelpackung 10 x 50 Tabletten N2)
64,40		1 Kombinationspackung

Fortsetzung siehe Rückseite

Präparat	Handelsformen
Carbimazol 10 mg „Henning"	50 Tabletten (Blisterpackung) 250 Tabletten (Bündelpackung 5 x 50 Tabletten)
Methimazol 5 mg „Henning"	20 Tabletten (Blisterpackung) 50 Tabletten (Blisterpackung) 100 Tabletten (Blisterpackung) 500 Tabletten (Bündelpackung 5 x 100 Tabletten)
Methimazol 20 mg „Henning"	20 Tabletten (Blisterpackung) 50 Tabletten (Blisterpackung) 100 Tabletten (Blisterpackung) 500 Tabletten (Bündelpackung 5 x 100 Tabletten)
Methimazol 40 mg inject. „Henning"	10 Ampullen zu 1 ml 50 Ampullen zu 1 ml (Bündelpackung 5 x 10 Amp.)
Propranur® 20	20 Tabletten (Blisterpackung) 50 Tabletten (Blisterpackung) 98 Tabletten (Wochenplanpackung) 500 Tabletten (Bündelpackung 10 x 50 Tabletten)
Propranur® 40	20 Tabletten (Blisterpackung) 50 Tabletten (Blisterpackung) 98 Tabletten (Wochenplanpackung) 500 Tabletten (Bündelpackung 10 x 50 Tabletten)
Propranur® 80	20 Tabletten (Blisterpackung) 50 Tabletten (Blisterpackung) 98 Tabletten (Wochenplanpackung) 500 Tabletten (Bündelpackung 10 x 50 Tabletten)
Propranur® 160	20 Tabletten (Blisterpackung) 50 Tabletten (Blisterpackung) 98 Tabletten (Wochenplanpackung) 500 Tabletten (Bündelpackung 10 x 50 Tabletten)
Antepan® 200	1 Ampulle zu 1 ml 5 Ampullen zu 1 ml 50 Ampullen zu 1 ml (Bündelpackung 10 x 5 Amp.)
Antepan® 400	1 Ampulle zu 1 ml 5 Ampullen zu 1 ml 50 Ampullen zu 1 ml
Antepan® oral	1 Tablette (Blisterpackung) 5 Tabletten (Bündelpackung 5 x 1 Tablette) 50 Tabletten (Bündelpackung 50 x 1 Tablette)

	Apotheken-verkaufspreis mit 13% MWSt. DM	Handelsformen ab 1983
	13,55 51,55	N1 20 Tabletten (Blisterpackung) N2 50 Tabletten (Blisterpackung) N3 100 Tabletten (Blisterpackung) 500 Tabletten (Bündelpackung 10 x 50 Tabletten N2)
	5,60 11,15 19,85 72,00	N1 20 Tabletten (Blisterpackung) N2 50 Tabletten (Blisterpackung) N3 100 Tabletten (Blisterpackung) 500 Tabletten (Bündelpackung 5 x 100 Tabletten N3)
	7,65 15,40 27,70 99,70	N1 20 Tabletten (Blisterpackung) N2 50 Tabletten (Blisterpackung) N3 100 Tabletten (Blisterpackung) 500 Tabletten (Bündelpackung 5 x 100 Tabletten N3)
pullen)	15,90 61,90	10 Ampullen zu 1 ml 50 Ampullen zu 1 ml (Bündelpackung 5 x 10 Ampullen)
	8,45 18,20 31,70 124,10	N1 20 Tabletten (Blisterpackung) N2 50 Tabletten (Blisterpackung) 98 Tabletten (Wochenplanpackung) N3 100 Tabletten (Blisterpackung) 500 Tabletten (Bündelpackung 10 x 50 Tabletten N2)
	11,20 22,60 39,00 153,40	N1 20 Tabletten (Blisterpackung) N2 50 Tabletten (Blisterpackung) 98 Tabletten (Wochenplanpackung) N3 100 Tabletten (Blisterpackung) 500 Tabletten (Bündelpackung 10 x 50 Tabletten N2)
	17,80 35,20 62,40 249,55	N1 20 Tabletten (Blisterpackung) N2 50 Tabletten (Blisterpackung) 98 Tabletten (Wochenplanpackung) N3 100 Tabletten (Blisterpackung) 500 Tabletten (Bündelpackung 10 x 50 Tabletten N2)
	28,30 56,00 96,10 421,46	N1 20 Tabletten (Blisterpackung) N2 50 Tabletten (Blisterpackung) 98 Tabletten (Wochenplanpackung) N3 100 Tabletten (Blisterpackung) 500 Tabletten (Bündelpackung 10 x 50 Tabletten N2)
pullen)	22,60 92,30 699,24	1 Ampulle zu 1 ml 5 Ampullen zu 1 ml 50 Ampullen zu 1 ml (Bündelpackung 10 x 5 Ampullen)
	25,80 103,00 814,41	1 Ampulle zu 1 ml 5 Ampullen zu 1 ml 50 Ampullen zu 1 ml
	21,35 84,85 730,09	1 Tablette (Blisterpackung) 5 Tabletten (Bündelpackung 5 x 1 Tablette) 50 Tabletten (Bündelpackung 50 x 1 Tablette)

Präparat	Handelsformen
L-Thyroxin 25 Henning®	56 Tabletten (Wochenplanpackung) 98 Tabletten (Wochenplanpackung) 490 Tabletten (Bündelpackung 5 x 98 Tabletten)
L-Thyroxin 50 Henning®	56 Tabletten (Wochenplanpackung) 98 Tabletten (Wochenplanpackung) 200 Tabletten (Schüttpackung) 490 Tabletten (Bündelpackung 5 x 98 Tabletten)
L-Thyroxin 75 Henning®	56 Tabletten (Wochenplanpackung) 98 Tabletten (Wochenplanpackung) 490 Tabletten (Bündelpackung)
L-Thyroxin 100 Henning®	56 Tabletten (Wochenplanpackung) 98 Tabletten (Wochenplanpackung) 200 Tabletten (Schüttpackung) 490 Tabletten (Bündelpackung 5 x 98 Tabletten)
L-Thyroxin 125 Henning®	56 Tabletten (Wochenplanpackung) 98 Tabletten (Wochenplanpackung) 490 Tabletten (Bündelpackung 5 x 98 Tabletten)
L-Thyroxin 150 Henning®	56 Tabletten (Wochenplanpackung) 98 Tabletten (Wochenplanpackung) 200 Tabletten (Schüttpackung) 490 Tabletten (Bündelpackung 5 x 98 Tabletten)
L-Thyroxin 200 Henning®	56 Tabletten (Wochenplanpackung) 98 Tabletten (Wochenplanpackung) 490 Tabletten (Bündelpackung 5 x 98 Tabletten)
L-Thyroxin 1 mg Henning®	3 Tabletten (Blisterpackung)
L-Thyroxin-inject. „Henning"	1 Kombinationspackung
Prothyrid®	50 Tabletten (Schüttpackung) 70 Tabletten (Wochenplanpackung) 200 Tabletten (Schüttpackung) 350 Tabletten (Bündelpackung 5 x 70 Tabletten)
Thyroxin-T3 „Henning"	50 Tabletten (Schüttpackung) 70 Tabletten (Wochenplanpackung) 200 Tabletten (Schüttpackung) 350 Tabletten (Bündelpackung 5 x 70 Tabletten)
Thyrotardin® 20	30 Tabletten (Schüttpackung) 100 Tabletten (Schüttpackung) 300 Tabletten (Bündelpackung 10 x 30 Tabletten)
Thyrotardin® 100	20 Tabletten (Schüttpackung) 100 Tabletten (Schüttpackung)
Thyrotardin®-inject.	1 Kombinationspackung

Das Standard-Präparat aus dem kompletten Programm für die Schilddrüse ist

L-Thyroxin 25 Henning®
L-Thyroxin 50 Henning®
L-Thyroxin 75 Henning®
L-Thyroxin 100 Henning®
L-Thyroxin 125 Henning®
L-Thyroxin 150 Henning®
L-Thyroxin 200 Henning®

zur Behandlung von

Schilddrüsenerkrankungen mit Schilddrüsenhormon
Blande Struma (▶ Kap. 4.7.2)
Hypothyreose (▶ Kap. 9.5)
Thyreoiditis (▶ Kap. 8.5)
Rezidivprophylaxe (▶ Kap. 4.7.3)
Zusatztherapie bei der thyreostatischen Behandlung (▶ Kap. 6.5.1)
Suppressionstherapie nach Thyreoidektomie (▶ Kap. 10.5).

Kontraindikationen sind Myokardinfarkt, Angina pectoris und Zustand nach Myokardinfarkt bei älteren Kropfpatienten, Myokarditis und unbehandelte Nebennierenrindeninsuffizienz.

Nebenwirkungen wie Tachykardie, Nervosität, verstärktes Schwitzen, Tremor, Schlaflosigkeit oder Durchfall treten nur bei Überschreiten der erforderlichen Dosis auf. Nach Aussetzen der Tabletteneinnahme für einige Tage klingen diese Erscheinungen rasch ab. Danach sollte die Medikation eventuell mit geringerer Dosis fortgesetzt werden.

Die *Zusammensetzung* − 25, 50, 75, 100, 125, 150 resp. 200 µg Levothyroxin-Na pro Tablette − ermöglicht die je nach Art der Schilddrüsenerkrankung erforderliche individuelle Dosierung von pro Tag 12,5 µg (1/2 Tabl. L-Thyroxin 25 Henning®) bis 200 µg (1 Tabl. L-Thyroxin 200 Henning®) und mehr. Der Wirkstoff entstammt einer Henning-eigenen Synthese.

▶ = Hinweis auf die entsprechenden Kapitel bzw. Seiten in der Monographie P. Pfannenstiel „Therapie von Schilddrüsenerkrankungen", 3. völlig neu bearbeitete und erweiterte Auflage 1982.

Die *Anwendungsweise* von L-Thyroxin Henning® wird beeinflußt durch sein Resorptionsverhalten: Bei Nüchterneinnahme werden fast 80 % des Wirkstoffes resorbiert, bei Einnahme nach dem Frühstück etwa 65%. Das Präparat soll deshalb 1/4 bis 1/2 Stunde vor dem Frühstück eingenommen werden.

Mit Eintritt einer *Schwangerschaft* darf keinesfalls die L-Thyroxin-Henning®-Behandlung unterbrochen werden. Es ist eher zu überlegen, ob diese Dosis wegen des erhöhten Hormonbedarfs während der Gravidität zu steigern ist. Die gleichzeitige Gabe von oralen Kontrazeptiva und L-Thyroxin Henning® ist ohne gegenseitige Störung möglich.

Die Behandlung mit Schilddrüsenhormon ist stets eine Langzeitbehandlung. Entscheidend für das Therapieergebnis sind die individuell richtige Dosierung und die Mitarbeit des Patienten.

Seine tägliche Dosis L-Tyhroxin Henning® erhält der Schilddrüsenpatient mit 1 Tablette aus der Wochenplanpackung.

Beide Schilddrüsenhormone in dem der physiologischen Schilddrüsenhormon-Sekretionsrate entsprechenden Verhältnis enthält

Prothyrid® ($T_4 : T_3 = 10 : 1$)

Das Präparat ist zur Behandlung derjenigen Patienten vorgesehen, die neben L-Thyroxin (T_4) zusätzlich auch Trijodthyronin (T_3) erhalten sollen (▶ Kap. 4.7).

Die *Zusammensetzung* von 100 µg L-Thyroxin + 10 µg L-Trijodthyronin entspricht den neueren Erkenntnissen über die Hormonsekretion der Schilddrüse des Menschen. Mit dem Präparat gelingt es, einen Schilddrüsenhormonmangel in physiologischer Weise auszugleichen oder — wie bei der Behandlung der blanden Struma — die endogene TSH-Sekretion zu supprimieren.

Zur *einschleichenden Behandlung* kann die Prothyrid®-Tablette mit Hilfe der Kreuzrille in Tagesdosen von 25 µg T_4 + 2,5 µg T_3 verabreicht werden.

Für die *Dauerbehandlung* — zur Behandlung der blanden Struma ist eine Tablette pro Tag für viele Patienten die richtige Dosis — stehen Wochenplanpackungen zur Verfügung.

Kontraindikationen und Nebenwirkungen: siehe L-Thyroxin Henning®.

Das Schilddrüsenhormon-Kombinationspräparat
Thyroxin-T_3 „Henning" ($T_4 : T_3 = 10 : 2$)
ist seit 1968 im Handel.
Es steht neben dem modernen Kombinationspräparat Prothyrid® als Alternative für all die Fälle zur Verfügung, in denen eine L-Thyroxin-Monotherapie durch L-Trijodthyronin ergänzt werden soll (▶ Kap. 4.7).
Anwendung, Kontraindikationen und Nebenwirkungen: siehe L-Thyroxin-Henning®.

Schilddrüsenhormon-*Injektionspräparate* sind
L-Thyroxin-inject. „Henning" (500 µg T_4) und
Thyrotardin®-inject. (100 µg T_3).

Beide Präparate sind vorgesehen für Patienten, bei denen die Applikation von Schilddrüsenhormon erforderlich, jedoch eine orale Gabe nicht möglich ist, wie z.b. bei *hypothyreotem Koma,* bei Resorptionsstörungen, nach Operationen etc. (▶ Kap. 9), aber auch als 1 x wöchentliche Depotgabe bei Schilddrüsenpatienten mit fehlender „Compliance".

Unverträglichkeiten und Risiken: Kontraindikationen bestehen bei der für den Notfall vorgesehenen Anwendung nicht. Vorsicht ist geboten bei Patienten, bei welchen sich unter einer langandauernden Hypothyreose bereits eine Coronar- oder Herzinsuffizienz ausgebildet hat oder eine HVL-Insuffizienz besteht.

Nebenwirkungen: Vorhof- bzw. Kammerflimmern.

In Sonderfällen empfiehlt sich u. U. eine Schilddrüsenhormontherapie mit reinem Trijodthyronin.

Die *Anwendung* von

Thyrotardin® 20 (20 µg L-T_3 pro Retardtablette)
Thyrotardin® 100 (100 µg L-T_3 pro Retardtablette)

beschränkt sich auf:
— Substitutions- und Suppressionstherapie bei Schilddrüsenkarzinompatienten (▶ Kap. 10.5)
— Durchführung eines Suppressionstests zur Diagnostik von Schilddrüsenautonomien (▶ Kap. 3.3.2)
— alle Fälle, bei denen ein rasches Einsetzen oder Abklingen der Schilddrüsenhormonwirkung wünschenswert erscheint.

Unter einer Thyrotardin®-Behandlung lassen sich erhöhte T_3-Serumwerte (sog. T_3-Spitzen) vermeiden, da der Wirkstoff Trijodthyronin protrahiert aus der Retardtablette freigesetzt wird.

Die oft mit einer T_3-Gabe verknüpften *Nebenwirkungen* wie Tachykardie, Diarrhoe, Nervosität etc. werden unter Thyrotardin® nicht oder nur sehr selten beobachtet.

Kontraindikationen: siehe L-Thyroxin Henning®.

Zur Durchführung des Suppressionstests der Schilddrüse wird auch
L-Thyroxin 1 mg Henning®
verordnet.

Der Suppressionstest wird heute fast nur noch zur diagnostischen Abklärung des autonomen Adenoms eingesetzt (▶ Kap. 3.3.2).

Die *Anwendung* erfolgt als Einzelgabe von 3 mg L-Thyroxin (= 3 Tabl. L-Thyroxin 1 mg Henning®) eine Woche vor dem geplanten zweiten Szintigramm und/oder Radiojodtest (Alternativen hierzu ▶ Kap. 3.3.2).

Kontraindikationen sind Herzinfarkt, Angina pectoris, Myokarditis, tachykarde Herzinsuffizienz, Hypothyreose, Hypertonie.

Das Thyreostatikum
Carbimazol 10 mg „Henning"
wird angewendet zur medikamentösen Therapie der Hyperthyreose (▶ Kap. 6.5), auch im Rahmen einer Vorbereitung zur Operation (▶ Kap. 6.5.3) und zur Intervallbehandlung bei der Radiojodtherapie der Hyperthyreose (▶ Kap. 6.5.4).

Zur *Anwendung* gelangen in der Initialphase der Behandlung 30—40 mg entsprechend 3—4 Tbl. Carbimazol 10 mg „Henning" täglich, bei der nach Erreichen des euthyreoten Funktionszustands beginnenden Langzeittherapie sind 5—15 mg in Kombination mit L-Thyroxin üblich. Auch während der Schwangerschaft wird Carbimazol 10 mg „Henning", allerdings ohne begleitende Schilddrüsenhormongabe, zur Kontrolle einer Schilddrüsenüberfunktion eingesetzt (▶ 6.5.2).

Hinweis auf Nebenwirkungsrisiken: Wie bei allen bislang zur Verfügung stehenden Thyreostatika können auch unter der Behandlung mit Carbimazol Nebenwirkungen wie allergische Hautreaktionen, gastrointestinale Beschwerden, Gelenkanschwellungen und in sehr seltenen Fällen (ca.

0,1 – 0,3 %) Leukopenie oder Agranulocytose auftreten. Wichtig für die Beherrschung der letzteren Komplikationen ist, daß dieselben frühzeitig erkannt werden (▶ 6.5.1.1). Deshalb sollen die mit Thyreostatika behandelten Patienten eindringlich darauf hingewiesen werden, daß sie beim Auftreten von Fieber, Halsschmerzen oder Schleimhautentzündungen sofort den sie behandelnden Arzt aufsuchen, so daß eine Blutbildkontrolle zum Ausschluß der genannten Komplikationen erfolgen kann.

Kontraindikation ist die Stillperiode.

Seit man Thyreostatika-Spiegel im Serum exakter messen kann, weiß man, daß 10 mg Carbimazol ungefähr 6 mg Methimazol entsprechen (▶ Kap. 6.5.1).

Auf dieser Erkenntnis basiert die Einführung eines niedrig-dosierten Methimazol-Präparates:

Methimazol 5 mg „Henning"
Methimazol 20 mg „Henning".

In der klinischen Praxis erweisen sich eine Anfangsdosis von 20–40 mg und eine Dauerdosis von 2,5–10 mg Methimazol als ausreichend.

Die *Indikationen* für die beiden oralen Formen sind mit denen des Carbimazols identisch (ebenso die Nebenwirkungsrisiken und die Kontraindikationen).

Methimazol 40 mg inject. „Henning"

ist vor allem für die Fälle gedacht, bei denen ein besonders rascher Wirkungseintritt erwünscht oder eine orale Einnahme nicht möglich ist (z.B. thyreotoxische Krise, Zustand nach Operation, Resorptionsstörungen) (▶ Kap. 6.5.5).

Der Betablocker

Propranur® 20 (20 mg Propranolol)
Propranur® 40 (40 mg Propranolol)
Propranur® 80 (80 mg Propranolol)
Propranur® 160 (160 mg Propranolol)

findet auch in der Schilddrüsentherapie bei Problemstellungen die Hyperthyreose betreffend, eine sinnvolle Anwendung (▶ Kap. 6.5 und Kap. 5.5.1).

Die übliche *Dosierung* bewegt sich zwischen 40 und 160 mg Propranolol (in einigen Fällen auch mehr).

Propranolol zeigt neben der Dämpfung der Sympathikus-vermittelten hyperthyreoten Symptomatik als einziger Betablocker auch einen Hemmeffekt auf die Konversion von T_4 nach T_3.

Kontraindikationen sind frischer Herzinfarkt, nicht kompensierte Herzinsuffizienz, Schock, atrioventrikuläre Überleitungsstörungen 2. und 3. Grades, allergische Rhinitis, metabolische Azidose, akutes Leber- und Nierenversagen, Asthma bronchiale und Diabetes mellitus, 1. Schwangerschaftsdrittel.

Als *Nebenwirkungen* können gelegentlich auftreten: Durchfall, Übelkeit, allergische Hautreaktionen, periphere Durchblutungsstörungen, Müdigkeit, eine Verminderung des Tränenflusses, Zunahme einer bestehenden Herzinsuffizienz sowie eine Erhöhung des Atemwegswiderstandes.

Das Ergebnis der klinischen Diagnose „Hyperthyreose" bedarf der Bestätigung durch Laboruntersuchungen.

Von hoher Aussagekraft für den Ausschluß einer Schilddrüsenüberfunktion ist die Bestimmung von TSH im Serum vor und nach der Injektion von 200 oder 400 µg TRH bzw. der Gabe von 40 mg TRH oral (▶ Kap. 3.2.4). Das TRH-Präparat der Firma Henning ist

Antepan® 200
Antepan® 400
Antepan® oral.

Bei Schilddrüsengesunden bewirkt die Injektion von einer Ampulle Antepan® 200 bzw. Antepan® 400 innerhalb von 30 Minuten oder die Applikation von 1 Tablette Antepan® oral innerhalb von ca. 3 Stunden einen signifikanten Anstieg des Serum-TSH-Spiegels (bis zu 25 bzw. 30 µE/ml, siehe Tabelle) bei Patienten mit autonomer Schilddrüsenfunktion bleibt dieser Anstieg aus.

Bei Patienten mit primärer Hypothyreose sind bereits die basalen TSH-Serumspiegel erhöht. Auf TRH reagieren diese Patienten mit einem überschießenden TSH-Anstieg (siehe Tabelle).

Gegenanzeigen sind nicht bekannt. Im ersten Schwangerschaftstrimenon nur bei strenger Indikation anwenden.

Beim Einsatz von Antepan® 200 bzw. 400 werden relativ häufig leichte subjektive Mißempfindungen — wie leichte Übelkeit, Harndrang und Schwindelgefühl — registriert, die 1—2 Min. p. inj. verschwinden. Wie allgemein nach i.v. Injektionen können Blutdruckschwankungen und, wenn auch in sehr seltenen Fällen, ein anaphylaktischer Schock auftreten. Patienten mit schweren hypophysären Erkrankungen sollten Antepan® oral zur Vermeidung von hypoglykämischen Erscheinungen nicht im Nüchternzustand einnehmen.

Durchführung des TRH-Tests mit Antepan® 200, Antepan® 400 und Antepan® oral.

Intravenöser Test:

1. Abnahme von ca. 5 ml Venenblut zur radioimmunologischen Bestimmung der TSH-Basalwerte.

2. Anschließend an die Blutabnahme intravenöse Injektion von 1 Ampulle Antepan® 200 oder 1 Ampulle Antepan® 400.

3. 30 Minuten nach der TRH-Injektion werden noch einmal ca. 5 ml Blut für die 2. radioimmunologische Bestimmung des TSH-Spiegels im Serum abgenommen.

4. Die entnommenen Venenblutproben werden in Zentrifugenröhrchen ohne Antikoagulans-Zusatz ca. 1 Stunde bei Zimmertemperatur stehengelassen. Dann wird zentrifugiert und das Serum zum Versand abgefüllt. Zur TSH-Bestimmung können Serumproben 3 Tage bei Raumtemperatur (Postversand), 10 Tage bei $0°$ bis $+4°$ C oder 1 Jahr bei $-18°$ C (tiefgefroren) aufbewahrt werden, ohne daß ein Abfall der mit dem RIA gemessenen TSH-Werte zu erwarten ist.

Eine Wiederholung des Tests sollte frühestens nach 2 Wochen erfolgen.

Oraler Test:

1. Abnahme von ca. 5 ml Venenblut zur radioimmunologischen Bestimmung der TSH-Basalwerte. Der Basalwert muß nicht unbedingt am Testtag bestimmt werden; seine Ermittlung kann aus Gründen der Praktikabilität auch zu einem früheren Zeitpunkt, z.B. am Tag der ersten Konsultation, stattfinden (Staub et al.).

2. Einnahme von 1 Tablette Antepan® oral (= 40 mg Protirelin).

3. 2 bis 4 Stunden (in der Regel ca. 3 Stunden) nach Tabletteneinnahme werden noch einmal ca. 5 ml Blut zur 2. radioimmunologischen TSH-Bestimmung im Serum abgenommen.

4. Die weitere Bearbeitung der Serumproben erfolgt wie bei der Durchführung des i.v. Tests.

Funktionsanlage der Schilddrüse	mittels Radioimmunoassay gemessene TSH-Serumkonzentration				
	TSH[1] basal µE/ml	TSH[2] stimuliert µE/ml	ΔTSH[3] µE/ml	TSH[4] stimuliert µE/ml	ΔTSH[5] µE/ml
Euthyreose	< 6 (< 4)	> 2, ≦ 25	≧ 2, < 25	> 2, ≦ 30	≧ 2, < 30
Hyperthyreose	< 4 (< 2)	< 4 (< 2)	< 2	< 4 (< 2)	< 2
Primäre Hypothyreose	> 6 (> 4)	> 25	≧ 25	> 30	≧ 30

[1] vor der TRH-Applikation
[2] ca. 30 Minuten nach Injektion von Antepan® 200 bzw. 400
[3] TSH stimuliert nach TRH i.v. minus TSH basal
[4] ca. 3 Stunden nach 1 Tablette Antepan® oral
[5] TSH stimuliert nach TRH oral minus TSH basal

Hinweise
Bei den gemessenen TSH-Spiegeln sind in Abhängigkeit von der Empfindlichkeit des verwendeten Radioimmunoassays größere Streuungen der Werte im Bereich bis 6 µE/ml möglich.
Bei Verwendung des TSH-RIA „Henning" werden z.B. die in der Tabelle in Klammern angegebenen TSH-Werte gefunden.

Als empfindlichster Parameter der Schilddrüsenfunktionslage wird die Bestimmung des basalen und des TRH-stimulierten TSH im Serum bezeichnet (▶ Kap. 3.2.4).
Die Forderungen der Sektion Schilddrüse der Deutschen Gesellschaft für Endokrinologie hinsichtlich der Konzeption eines TSH-Assays und seiner Empfindlichkeit erfüllt der

TSH-RIA „Henning" — Doppel-Antikörper-Technik

Anzahl der Bestimmungen: 150 (teilbar, ausreichend für 2 x 30 Patientenseren).

Standards: gebrauchsfertige TSH-Standards in Humanserum.

Tracer-freie Vorinkubation — über Nacht — zur Steigerung der Assay-Empfindlichkeit (< 0,8 µE/ml).

Für den TRH-Test sind dem Laborset TSH-RIA „Henning"/TRH-Test auf Wunsch 25 Ampullen à 200/400 µg TRH beigegeben (1 ml zur i.v. Injektion).

Alternativen zu diesem Testprinzip:
TSH-RIAcid® — verkürzte Inkubationszeit
TSH-RIAsol® — Doppel-Antikörper-Solidphase-Technik

Seit 1980 ist in der Bundesrepublik Deutschland die Untersuchung aller Neugeborenen auf Vorliegen einer kongenitalen Hypothyreose gesetzlich vorgeschrieben (▶ Kap 9.4).

Hierfür dient der

TSH-RIA „Screening" — Doppel-Antikörper-Technik

Anzahl der Bestimmungen: 100, 250, 1000.

Prinzip: TSH-Bestimmung im Trockenblut (Filterpapier).

Assaydauer: 24 Std.

Der Basistest der Schilddrüsendiagnostik ist die direkte Bestimmung des Gesamt-Thyroxin im Serum (▶ Kap. 3.2.1; Kap. 3.2.7).

Hierfür eignet sich der

T_4-RIAcid® — Doppel-Antikörper-Technik

Anzahl der Bestimmungen: 100 (teilbar, ausreichend für 2 x 20 Patientenseren).
— Dissoziation der T_4-Proteinbindung durch bewährtes ANS (8-Anilinonaphthalin-1-sulfonsäure)
— gebrauchsfertige Reagenzien und T_4-Standards in Humanserum
— Verwendung eines bereits vorpräzipitierten T_4-Antiserums

Inkubation: 1 Std. bei Raumtemperatur

Bei Verdacht auf Hyperthyreose trotz normal ausgefallenem T_4-Wert (isolierte T_3-Hyperthyreose) oder bei zur Dekompensation neigenden autonomen Adenomen der Schilddrüse ist die Bestimmung der T_3-Konzentration im Serum erforderlich. Zur Verlaufskontrolle einer Hyperthyreosetherapie empfiehlt sich ebenfalls eine Bestimmung des T_3-Serumspiegels (▶ Kap. 3.2.3).

Sie kann durchgeführt werden mit dem

T_3-RIAcid® — Doppel-Antikörper-Technik

Anzahl der Bestimmungen: 100 (teilbar, ausreichend für 2 x 20 Patientenseren).
- Dissoziation der T_3-Proteinbindung durch bewährtes ANS (8-Anilinonaphthalin-1-sulfonsäure)
- gebrauchsfertige Reagenzien und T_3-Standards in Humanserum
- Verwendung eines bereits vorpräzipitierten T_3-Antiserums

Inkubation: 2 Std. bei Raumtemperatur bzw. 1 Std. bei 37° C

Die Schilddrüsenhormone im Serum sind nahezu vollständig an Transportproteine, vor allem an das Thyroxin-bindende Globulin (TBG), gebunden und in dieser Form metabolisch inaktiv. Nur der sehr geringe freie Hormonanteil von weniger als 1 % ist direkt stoffwechselwirksam. Diese freie Hormonkonzentration ist nach dem Massenwirkungsgesetz auch von der Konzentration der Transportproteine abhängig. Die radioimmunologische Bestimmung des Thyroxin-bindenden Globulins dient zur Beurteilung der effektiven T_4 (T_3)-Hormonkonzentration, z.B. durch Bildung des T_4/TBG-Quotienten (▶ Kap. 3.2.2).

Hierfür empfiehlt sich der

TBG-RIAcid® — Doppel-Antikörper-Technik

Anzahl der Bestimmungen: 100 (teilbar, ausreichend für 2 x 20 Patientenseren).

Standards: lyophilisierte TBG-Standards

Inkubation: 2 x 30 Min. bei Raumtemperatur

Zur Nachsorgediagnostik des differenzierten Schilddrüsenkarzinoms (Therapiekontrolle, Erkennung von Metastasen und Rezidiven) dient die Bestimmung des Thyreoglobulins (Tg) im Serum (▶ Kap. 3.2.6) mit dem

Tg-RIA „Henning"

Anzahl der Bestimmungen: 100 (teilbar, ausreichend für 2 x 20 Patientenseren)

Standards: lyophilisierte Tg-Standards in Humanserum

Inkubation: 17 Std. (über Nacht) bei Raumtemperatur

Der Kit erlaubt außerdem Wiederfindeversuche zum Nachweis störender Tg-Autoantikörper.

Literaturverzeichnis

Für den interessierten Leser ist eine kleine Auswahl der wichtigsten neueren deutschsprachigen Publikationen auf dem Gebiet der Schilddrüsendiagnostik und -therapie angeführt.

I. Allgemeines

KLEIN, E., J. KRACHT, H. L. KRÜSKEMPER, D. REINWEIN, P. C. SCRIBA: *Klassifikation der Schilddrüsenkrankheiten,* Sektion Schilddrüse der Deutschen Gesellschaft für Endokrinologie, Dtsch. med. Wschr. 98, 2249 (1973)

MENG, W.: *Schilddrüsenerkrankungen,* VEB Gustav Fischer Verlag, 2. Auflage, Jena 1978

OBERDISSE, K., E. KLEIN, D. REINWEIN: *Die Krankheiten der Schilddrüse,* Georg Thieme Verlag, Stuttgart, 2. Auflage, 1980

FREYSCHMIDT, P., H. E. KIRSCHSIEPER: *Schilddrüsenerkrankungen.* Georg Thieme Verlag, Stuttgart, 2., neu bearbeitete und erweiterte Auflage, 1981

EMRICH, D., B. GLÖBEL, B. WEINHEIMER: *Schilddrüse 1979,* Georg Thieme Verlag, Stuttgart, 1981

SCRIBA, P. C., K. H. RUDORFF, B. WEINHEIMER: *Schilddrüse 1981,* Georg Thieme Verlag, Stuttgart – New York, in Vorbereitung

PFANNENSTIEL, P.: *Ärztlicher Rat für Schilddrüsenkranke,* Georg Thieme Verlag, Stuttgart, 2. Auflage, 1981

PFANNENSTIEL, P.: *Diagnostik von Schilddrüsenerkrankungen,* BYK-MALLINCKRODT, Radiopharmazeutika-Diagnostika, Schnetztor-Verlag, Konstanz, 3. Auflage 1979, 4. Auflage in Vorbereitung (Anfang 1983)

II. Spezielle Literatur
Kapitel 3: Diagnostik von Schilddrüsenerkrankungen

DROESE, M.: *Aspirationszytologie der Schilddrüse,* F. K. Schattauer Verlag, Stuttgart – New York, 1979

EMRICH, D.: *Schilddrüsen-in-vitro-Tests,* Therapiewoche 30, 6852 (1980)

HERRMANN, J.: *Diagnostische Bedeutung der freien Schilddrüsenhormone im Serum,* Intern. Welt 2, 136 (1979)

HÜFNER, M., M. GRUSSENDORF: *Möglichkeiten und Grenzen des TRH-Testes,* Schwerpunkt Medizin 4, 1 (1981)

IGL, W., K. FINK, B. LEISNER, A. GEBAUER: *Die Ultraschalldiagnostik der Struma,* Therapiewoche 31, 1609 (1981)

LOOS, U., R. GRAU, E. F. PFEIFFER: *Regulation der Schilddrüsenstoffwechsellage in der Peripherie (Beeinflussung der T_4-Konversion),* Schwerpunkt Medizin 4, 14 (1981)

MAIER, R., P. PFANNENSTIEL, N. STEIN, H. HIRSCH, W. ADAM, CHR. UTECH: *Beispiele sonographischer Strukturen bei Schilddrüsenerkrankungen mit euthyreoter Stoffwechsellage,* Nuklearmediziner 4, 97 (1981)

MAIER, R.: *Ultraschalldiagnostik der Schilddrüse,* Schattauer Verlag, Stuttgart – New York, im Druck

MÜLLER, H.-A.: *Die Feinnadelpunktion der Schilddrüse aus der Sicht des Zytologen,* Nuklearmediziner 3, 2671 (1980)

OBERHAUSEN, E.: *Praktische Bedeutung der Jodid-Clearance,* Nuklearmediziner 2, 78 (1979)

PFANNENSTIEL, P.: *Prinzipien der Schilddrüsenregulation und ihre Beurteilung durch in-vitro-Untersuchungen,* Z. Ges. Inn. Med. 35, 413 (1980)

PFANNENSTIEL, P., W. BÖRNER, M. DROESE, D. EMRICH, F. ERHARDT, K. HACKENBERG, H. G. HEINZE, J. HERRMANN, R. D. HESCH, K. HORN, F. A. HORSTER, K. JOSEPH, E. KLEIN, H. L. KRÜSKEMPER, A. VON ZUR MÜHLEN, E. OBERHAUSEN, D. REINWEIN, K. H. RUDORFF, H. SCHATZ, H. SCHLEUSENER, P. C. SCRIBA, K. W. WENZEL: *Methoden und ihr stufenweiser Einsatz bei der Diagnostik von Schilddrüsenerkrankungen; Empfehlungen der Sektion Schilddrüse der Deutschen Gesellschaft für Endokrinologie,* Intern. Welt 2, 99 (1979); Nuklearmediziner 2, 52 (1979); Endokrinologie-Informationen 3, 38 (1979)

RINK, P. A., H. BOTSCH, R. ROSSDEUTSCHER: *Zur Indikation des oralen TRH-Testes,* Fortschr. Röntgenstr. 134, 198 (1981)

RUDORFF, K. H., J. HERRMANN, F. A. HORSTER, H. L. KRÜSKEMPER: *Verfahren und methodische Voraussetzungen der Schilddrüsenhormonbestimmung im Serum,* Nuklearmediziner 2, 2 (1979)

RUDORFF, K. H., J. HERRMANN, H. L. KRÜSKEMPER: *Altersabhängige Änderungen von in-vitro-Parametern für die Schilddrüsendiagnostik,* Intern. Welt 3, 102 (1981)

SCHATZ, H.: *Methoden und Wertigkeit der Bestimmung von Schilddrüsenantikörpern,* Nuklearmediziner 2, 40 (1979)

SCHLEUSENER, H.: *Diagnostische Verfahren zur Erkennung der Hyperthyreose und der endokrinen Orbitopathie,* Intern. Welt 2, 48 (1979)

TEUBER, J., K. HELMKE, E. MÄSER, S. GREBE, K. FEDERLIN: *Nachweis von Schilddrüsenhormonantikörpern sowie ihre Bedeutung für die Klinik,* Immunität und Infektion 9, 12 (1981)

WENZEL, K. W.: *Der TRH-Test zur rationellen und rationalen Schilddrüsendiagnostik,* Dtsch. med. Wschr. 104, 229 (1979)

Kapitel 4: Blande Struma

BÖRNER, W., CHR. REINERS: *Nuklearmedizinische Lokalisationsdiagnsotik der euthyreoten (blanden) Struma, Therapiewoche 31, 1575 (1981)*
BÖRNER, W.: *Rezidivprophylaxe nach Operation der blanden Struma,* in: ,,Schilddrüse 1981", hrsg. von P. C. SCRIBA, K. H. RUDORFF, B. WEINHEIMER, Georg Thieme Verlag, Stuttgart – New York, in Vorbereitung

EMRICH, D.: *Ergebnisse der Therapie mit Schilddrüsenhormonen,* Therapiewoche 31, 1641 (1981)

FLORACK, G., R. SAUTER, W. MEYER: *Die Rezidivstruma aus chirurgischer Sicht,* Med. Welt 31, 1544 (1980)

HEHRMANN, R.: *Schwangerschaft und Schilddrüse,* Intern. Welt 3, 99 (1982)

HERRMANN, J.: *Problematik von Pathophysiologie, Diagnostik und Therapie der blanden Struma,* Therapiewoche 31, 1656 (1981)

HERRMANN, J.: *Behandlung mit Schilddrüsenhormonen,* Intern. Welt 1, 23 (1978)

HORN, K.: *In vitro-Diagnostik bei blander Struma,* Therapiewoche 31, 1560 (1981)

HÜFNER, M., G. KONRAD: *Funktion der Hypothalamus-Hypophysen-Schilddrüsen-Achse bei der blanden Struma,* Therapiewoche 31, 1511 (1981)

IGL, W., P. LUKAS, B. LEISNER, U. FINK, M. SEIDERER, C. R. PICKARDT, J. LISSNER: *Sonographische Volumenbestimmung der Schilddrüse, Vergleich mit anderen Methoden,* Nuklearmedizin 20, 64 (1981)

PFANNENSTIEL, P.: *Indikationen und Langzeitergebnisse der Thyroxin-Behandlung bei Schilddrüsenerkrankungen,* Therapiewoche 29, 3865 (1979)

PFANNENSTIEL, P.: *Diagnose der blanden Struma,* Nuklearmediziner 3, 183 (1980)

PFANNENSTIEL, P.: *Medikamentöse Strumatherapie – rational oder irrational?* Therapiewoche 31, 1650 (1981)

PFANNENSTIEL, P., F. A. HORSTER: *Jodmangel in der Bundesrepublik Deutschland; Effektivität (und Risiko) einer Jodprophylaxe durch jodiertes Speisesalz,* Dtsch. med. Wschr. 107, 867 (1982)

PICKARDT, C. R.: *Therapie mit Schilddrüsenhormon bei blander Struma,* in „Schilddrüse 1981", hrsg. von P. C. SCRIBA, K. H. RUDORFF, B. WEINHEIMER, Georg Thieme Verlag, Stuttgart – New York, in Vorbereitung

PICKARDT, C. R., R. GÄRTNER, J. HABERMANN, K. HORN, P. C. SCRIBA, F. A. HORSTER, H. WAGNER, K. HENGST: *Therapie der blanden Struma,* Dtsch. med. Wschr. 106, 579 (1981)

REINWEIN, D.: *Klinik der blanden Struma,* Therapiewoche 31, 1552 (1981)

RÖHER, H. D., P. GORETZKI, R. A. WAHL: *Operative Therapie der blanden Struma,* Therapiewoche 31, 1631 (1981)

RÖHER, H. D., P. GORETZKI, R. A. WAHL, G. HOREYSECK: *Aktuelle Gesichtspunkte zur Strumarezidivprophylaxe,* Therapiewoche 30, 6405 (1980)

SCRIBA, P. C., C. R. PICKARDT: *Strumaprophylaxe,* Intern. Welt 3, 409 (1980)

SCRIBA, P. C.: *Strumatherapie,* Therapiewoche 32, 1921 (1982)

SCHMIDT, K. J., G. ROTHENBUCHNER, H. H. REISER, K. DIEHL, H. SCHISTER, K. LAGEMANN, U. HERZBERG: *Klinische Erfahrungen und therapeutische Ergebnisse bei 3956 Strumapatienten,* Therapiewoche 30, 4201 (1980)

SCHMIDT, K. J., G. ROTHENBUCHNER, H. H. REISER, K. DIEHL, H. SCHUSTER, U. HERZBERG: *Die kausale Therapie der primär blanden Struma mit L-Thyroxin,* Dtsch. med. Wschr. 105, 1015 (1980)

SCHNEIDER, C.: *Radiojodtherapie der blanden Struma,* in: „Schilddrüse 1981", hrsg. von P. C. SCRIBA, K. H. RUDORFF, B. WEINHEIMER, Georg Thieme Verlag, Stuttgart – New York, in Vorbereitung

STUBBE, P.: *Therapie mit Jodid bei blander Struma bei Kindern,* in: „Schilddrüse 1981", hrsg. von P. C. SCRIBA, K. H. RUDORFF, B. WEINHEIMER, Georg Thieme Verlag, Stuttgart – New York, in Vorbereitung

WAHL, R. A., P. GORETZKI, H. D. RÖHER: *Zur Chirurgie der blanden Struma,* Schwerpunkt Medizin 4, 40 (1981)

WENZEL, K. W.: *Behandlung mit Schilddrüsenhormonen,* Therapiewoche 28, 5084 (1978)

ZAUN, H.: *Haarsymptome bei Endokrinopathie,* Zschr. Hautkrh. 56, 555 (1981)

Kapitel 5: Schilddrüsenautonomie

BENKER, G., K. HACKENBERG, D. REINWEIN: *Differentialtherapie autonomer Schilddrüsenadenome,* Intern. Welt 6, 205 (1979)

EMRICH, D.: *Indikation für die Therapie und Therapieergebnisse bei disseminierter Autonomie,* in: „Schilddrüse 1981", hrsg. von P. C. SCRIBA, K. H. RUDORFF, B. WEINHEIMER, Georg Thieme Verlag, Stuttgart – New York, in Vorbereitung

HEINZE, H. G.: *Radiojodtherapie der Schilddrüsenautonomie,* in: „Schilddrüse 1981", hrsg. von P. C. SCRIBA, K. H. RUDORFF, B. WEINHEIMER, Georg Thieme Verlag, Stuttgart – New York, in Vorbereitung

HERRMANN, J.: *Jodexzeß: Gefahren, ihre Prophylaxe und Therapie im endemischen Jodmangelgebiet der Bundesrepublik,* Verh. Dtsch. Ges. Inn. Med. 87, 418 (1981)

JOSEPH, K., J. MAHLSTEDT: *Früherkennung potentieller Hyperthyreosen im Strumaendemiegebiet,* Dtsch. med. Wschr. 105, 1113 (1980)

JOSEPH, K., J. MAHLSTEDT, U. WELCKE: *Früherkennung der thyreoidalen Autonomie durch Kombination von quantitativer Szintigrammauswertung mit einem Äquivalent des freien Thyroxins,* Nuklearmedizin 19, 54 (1980)

LEISNER, B., W. IGL, P. C. SCRIBA: *Fortschritte in der Diagnostik der autonomen Schilddrüsenadenome,* Akt. Endokrin. 1, 91 (1980)

MAHLSTEDT, J.: *Autonomie bei blander Struma,* Therapiewoche 31, 1576 (1981)

PICKARDT, C. R.: *Therapie autonomer Adenome und disseminierter Autonomien,* Therapiewoche 32, 1015 (1982)

RÖHER, H. D.: *Chirurgische Behandlung der Schilddrüsenautonomie,* in: ,,Schilddrüse 1981", hrsg. von P. C. SCRIBA, K. H. RUDORFF, B. WEINHEIMER, Georg Thieme Verlag, Stuttgart – New York, in Vorbereitung

WUTTKE, H.: *Die blande Struma in der Schwangerschaft,* Therapiewoche 31, 1594 (1981)

ZIESENISS, K., U. ZEIDLER, H. CREUTZIG, H. HUNDESHAGEN: *Ist das autonome Adenom der Schilddrüse therapiebedürftig?* Med. Klin. 76, 193 (1981)

Kapitel 6: Basedow-Hyperthyreose

BAY, V.: *Operationsindikation, präoperative Vorbereitung, Operation und Nachbehandlung des M. Basedow und der anderen Hyperthyreoseformen,* Chirurg 51, 619 (1980)

EMRICH, D., V. BAY, P. FREYSCHMIDT, K. HACKENBERG, J. HERRMANN, A. VON ZUR MÜHLEN, C. R. PICKARDT, C. SCHNEIDER, P. C. SCRIBA, P. STUBBE: *Therapie der Schilddrüsenüberfunktion,* Dtsch. med. Wschr. 102, 1261 (1977)

HERRMANN, J.: *Thyreotoxische Krise,* Dtsch. med. Wschr. 106, 725 (1981)

HERRMANN, J.: *Thyreotoxische Krise, therapeutisches Vorgehen und Behandlungsergebnisse,* in: ,,Schilddrüse 1981", hrsg. von P. C. SCRIBA, K. H. RUDORFF, B. WEINHEIMER, Georg Thieme Verlag, Stuttgart – New York, in Vorbereitung

HOFF, H. G., D. REINWEIN: *Radiojodbehandlung der diffusen Hyperthyreose vom Typ des M. Basedow,* Intern. Welt 3, 264 (1980)

HOFF, H.-G., R. WINDECK, D. REINWEIN: *Die Behandlung von Schilddrüsenerkrankungen während der Schwangerschaft,* Therapiewoche 32, 1028 (1982)

HORSTER, F. A.: *Nuklearmedizinische Aspekte bei M. Basedow und anderen Hyperthyreoseformen,* Chirurg 51, 615 (1980)

LABHART, A., M. ROTHLIN: *Beta-Rezeptorenblocker bei Hyperthyreose,* Internist 19, 538 (1978)

MELANDER, A.: *Pharmakokinetik der antithyreoidalen Substanzen,* in: ,,Schilddrüse 1981", hrsg. von P. C. SCRIBA, K. H. RUDORFF, B. WEINHEIMER, Georg Thieme Verlag, Stuttgart – New York, in Vorbereitung

REINWEIN, D.: *Therapie und Therapiekontrolle der Hyperthyreose,* Therapiewoche 28, 9865 (1979)

SCHLEUSENER, H.: *Die Pathogenese der Hyperthyreose und der ,,endokrinen" Orbitopathie,* Schwerpunkt Medizin 4, 37 (1981)

SCHLEUSENER, H.: *Neuere Aspekte der medikamentösen Behandlung der Basedow-Hyperthyreose,* Therapiewoche 32, 1002 (1982)

SCHUMM, P. M., K. H. USADEL, F. SCHULZ, J. SCHUMANN, K. SCHÖFFLING: *Konservative Therapie der Hyperthyreose,* Dtsch. med. Wschr. 106, 32 (1981)

STUDER, H.: *Pathogenese, Klinik und interne Therapie des M. Basedow und der anderen Hyperthyreoseformen,* Chirurg 51, 613 (1980)

WILDMEISTER, W.: *Zur Bedeutung einer Thyreopathie in der Schwangerschaft,* Akt. Endokrin. 2, 41 (1981)

Kapitel 7: Endokrine Orbitopathie und prätibiales Myxödem

BEYER, J.: *Therapie der malignen Ophthalmopathie,* in: ,,Schilddrüse 1981", hrsg. von P. C. SCRIBA, K. H. RUDORFF, B. WEINHEIMER, Georg Thieme Verlag, Stuttgart – New York, in Vorbereitung

FRITSCH, R., E. HASSENSTEIN, D. DAUSCH: *Ergebnisse der Retrobulbärbestrahlung bei benigner endokriner Ophthalmopathie,* Strahlentherapie 157, 305 (1981)

PFANNENSTIEL, P., CHR. UTECH, G. BRUNK, K. G. WULLE, R. MAIER, H. HIRSCH, W. ADAM: *Diagnostik und Therapie der endokrinen Ophthalmopathie,* in: „Schilddrüse 1981", hrsg. von P. C. SCRIBA, K. H. RUDORFF, B. WEINHEIMER, Georg Thieme Verlag, Stuttgart – New York, in Vorbereitung

PICKARDT, C.R.: *Endokrine Ophthalmopathie: Ursachen immer noch unklar,* Med. Klin. 75, 570 (1980)

REINWEIN, D., O. FISCHEDICK, F. A. HORSTER, R. PICKARDT, H. SCHLEUSENER, K. ULLERICH, K. SCHÜRMANN, S. WENDE: *Diagnostik und Therapie der endokrinen Ophthalmopathie,* Dtsch. med. Wschr. 104, 758/792 (1979)

SCHLEUSENER, H.: *Behandlung der „endokrinen" Orbitopathie,* Therapiewoche 28, 5109 (1978)

USADEL, K. H.: *Therapie der akzessorischen Ophthalmopathie bei der M. Basedow,* in: „Schilddrüse 1981", hrsg. von P. C. SCRIBA, K. H.RUDORFF, B. WEINHEIMER, Georg Thieme Verlag, Stuttgart – New York, in Vorbereitung

UTECH, CHR., P. PFANNENSTIEL, G. BRUNK, K. G. WULLE, W. ADAM, R. MAIER, E. U. BIELER, R. S. SIMON: *Diagnostik und Therapie der „endokrinen" Ophthalmopathie,* Intern. Welt 8, 285 (1980)

Kapitel 8: Thyreoiditiden

BOMMER, J., U. SCHENK: *Entzündung der Schilddrüse,* Schwerpunkt Medizin 4, 15 (1981)

HACKENBERG, K.: *Diagnose der Thyreoiditis,* Dtsch. med. Wschr. 105, 1073 (1980)

HERRMANN, J.: *Die Form der Thyreoiditis, ihre Diagnostik und Therapie,* Therapiewoche 30, 989 (1980)

HEINEN, E., J. HERRMANN: *Die subakute Thyreoiditis,* Intern. Welt 3, 324 (1980)

SCHATZ, H.: *Die chronisch lymphozytäre Thyreoiditis (Hashimoto),* Intern. Welt 3, 348 (1980)

SCHATZ, H.: *Die Thyreoiditiden, Diagnose und Therapie,* Verh. Dtsch. Ges. Inn. Med. 87, 398 (1981)

Kapitel 9: Hypothyreosen

HEHRMANN, R.: *Klinik und Therapie der Hypothyreose des Erwachsenen,* Intern. Welt 3, 423 (1980)

HEHRMANN, R.: *Problemfälle bei der Behandlung der Hypothyreose,* Therapiewoche 32, 1040 (1982)

HORSTER, F. A.: *Das Myxödem, Diagnose und Therapie,* Akt. Endokrin. 1, 313 (1981)

KLETT, M., D. SCHÖNBERG: *Neugeborenen-Hypothyreose-Screening in der Bundesrepublik Deutschland,* Dtsch. med. Wschr. 106, 6 (1981)

KÖNIG, M. P.: *Hypothyreose – Klinik und Therapie,* Therapiewoche 27, 4732 (1977)

PFANNENSTIEL, P., R. MAIER: *Die Therapie mit Schilddrüsenhormonen unter besonderer Berücksichtigung der koronaren Herzkrankheit,* Z. Ges. Inn. Med. 35, 426 (1980)

WINDECK, R., G. HOFF, D. REINWEIN: *Das hypothyreote Koma,* Notfallmedizin 6, 1174 (1980)

WIEBEL, J., N. KUHN, N. STAHNKE, R. P. WILLIG: *Neuere Gesichtspunkte zur Behandlung der Hypothyreose und „blanden" Struma bei Kindern und Jugendlichen,* Kinderheilk. 124, 667 (1976)

ZABRANSKY, S.: *Langfristige Therapie-Überwachung bei Kindern mit Hypothyreose,* Extr. Med. Pract. 1, 379 (1980)

Kapitel 10: Schilddrüsenkarzinome

BENKER, G., D. REINWEIN: *Schilddrüsenmalignome: Eine diagnostische und therapeutische Herausforderung,* Akt. Endokrin. 1, 103 (1980)

BIERSACK, H. J., M. VOGT, B. HELPAP, R. JANSON, W. RAU, C. WINKLER: *Zur Behandlung des Schilddrüsenkarzinoms,* Dtsch. med. Wschr. 106, 390 (1981)

BIERSACK, H. J., C. WINKLER (Hrsg.): *Neue Aspekte in Diagnostik und Therapie des Schilddrüsenkarzinoms,* F. K. Schattauer-Verlag, Stuttgart – New York 1982

BÖRNER, W., D. EMRICH, F. A. HORSTER, E. KLEIN, P. PFANNENSTIEL, D. REINWEIN: *Diagnostik und Therapie des Solitärknotens der Schilddrüse,* Med. Welt 28, 721 (1977)

BÖRNER, W., CHR. REINERS: *Die Aufgaben des Nuklearmediziners in der Therapie des Schilddrüsenkarzinoms,* Med. Klin. 75, 80 (1980)

BÖRNER, W., CHR. REINERS: *Struma maligna: Behandlungsergebnisse und Nachsorge,* Therapiewoche 32, 1049 (1982)

BÖTTGER, I., W. DIRR, H. W. PABST: *Erste Erfahrungen mit kommerziellen Thyreoglobulin (hTg)-RIA-kits bei Struma maligna,* Nuc Compact 11, 147 (1980)

BUBENDORFER, R., CHR. HEDINGER: *Schilddrüsenmalignome vor und nach Einführung der Jodprophylaxe,* Schw. Med. Wschr. 107, 103 (1977)

HEINZE, H. G.: *Die Radiotherapie maligner Schilddrüsentumoren,* Therapiewoche 30, 6892 (1980)

HOFF, H. G., D. REINWEIN: *Internistische Nachbehandlung nach Operation und Strahlentherapie bei Schilddrüsenkarzinom,* Münch. med. Wschr. 123, 1365 (1981)

JÄNSCH, A., H. G. HEINZE, B. HAST: *Serumthyreoglobulin (S-hTG): Ein Tumormarker bei Patienten mit differenziertem Schilddrüsenkarzinom,* Strahlentherapie 157, 381 (1981)

KLEIN, E., H. G. HEINZE, G. HOFFMANN, D. REINWEIN, C. SCHNEIDER: *Therapie der Schilddrüsenmalignome,* Dtsch. med. Wschr. 101, 836 (1976)

PFANNENSTIEL, P.: *Der maligne Solitärknoten der Schilddrüse,* Med. Welt 27, 2119 (1976)

PFANNENSTIEL, P.: *Diagnose und Differentialdiagnose der Schilddrüsenkarzinome,* Münch. med. Wschr. 123, 1350 (1981)

RAUE, F., R. ZIEGLER: *Die Struma maligna,* Schwerpunkt Medizin 4, 32 (1981)

REINERS, CHR., A. SCHRAMM: *Nachsorge des C-Zell-Karzinoms der Schilddrüse,* Münch. med. Wschr. 123, 1708 (1981)

SACK, H.: *Die perkutane Strahlenbehandlung des Schilddrüsenkarzinoms,* Münch. med. Wschr. 123, 1357 (1981)

STAHLSCHMIDT, M., U. CORDES, D. EISSNER, K. HAHN, J. KUTZNER, P. K. WAGNER: *Die interdisziplinäre Therapie der Struma maligna,* Klinikarzt 10, 1206 (1981)

VOLLENWEIDER, R., CHR. HEDINGER: *Aktuelle Probleme bei Schilddrüsentumoren aus der Sicht des Pathologen,* Schwerpunktmedizin 4, 26 (1981)